難治性びまん性肺疾患 診療の手引き

監修・日本呼吸器学会

編集・厚生労働科学研究費補助金難治性疾患政策研究事業「びまん性肺疾患に関する調査研究」班
　　　難治性びまん性肺疾患 診療の手引き作成委員会

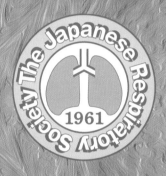

肺胞微石症

閉塞性細気管支炎

Hermansky-Pudlak 症候群合併間質性肺炎

南江堂

1. 手引き発行の母体
日本呼吸器学会
厚生労働科学研究費補助金難治性疾患政策研究事業「びまん性肺疾患に関する調査研究」班

2. 監修・編集
■監修
　日本呼吸器学会
■編集
　厚生労働科学研究費補助金難治性疾患政策研究事業「びまん性肺疾患に関する調査研究」班
　難治性びまん性肺疾患 診療の手引き作成委員会

3. 作成委員会
■委員長
　本間　　栄　　東邦大学医学部内科学講座呼吸器内科学分野（大森）
■委員（五十音順）
　海老名　雅仁　東北医科薬科大学医学部呼吸器内科
　桑野　和善　　東京慈恵会医科大学内科学講座呼吸器内科
　後東　久嗣　　徳島大学大学院医歯薬学研究部呼吸器・膠原病内科学分野
　酒井　文和　　埼玉医科大学国際医療センター画像診断科
　坂本　　晋　　東邦大学医学部内科学講座呼吸器内科学分野（大森）
　上甲　　剛　　公立学校共済組合近畿中央病院放射線診断科
　杉野　圭史　　東邦大学医学部内科学講座呼吸器内科学分野（大森）
　立花　暉夫　　愛染橋病院内科
　寺﨑　泰弘　　日本医科大学大学院解析人体病理学
　西岡　安彦　　徳島大学大学院医歯薬学研究部呼吸器・膠原病内科学分野
　萩原　弘一　　自治医科大学呼吸器内科学講座部門
　橋本　直純　　名古屋大学大学院医学系研究科病態内科学講座呼吸器内科学分野
　長谷川　好規　名古屋大学大学院医学系研究科病態内科学講座呼吸器内科学分野
　蛇澤　　晶　　国立病院機構東京病院臨床検査センター

4. 外部評価委員 (五十音順)
　工藤　翔二　　公益財団法人結核予防会
　杉山　幸比古　公益財団法人地域医療振興協会練馬光が丘病院
　貫和　敏博　　東北大学 名誉教授

5. 協力者 (症例提示) (五十音順)
　芦澤　洋喜　　静岡市立清水病院呼吸器内科
　安藤　　啓　　名古屋大学大学院医学系研究科病態内科学講座呼吸器内科学分野
　石垣　宏仁　　滋賀医科大学病理学講座疾患制御病理学部門
　一門　和哉　　済生会熊本病院呼吸器センター呼吸器内科
　伊波　奈穂　　静岡市立清水病院呼吸器内科
　井上　幸治　　大阪府結核予防会大阪病院内科
　江本　範子　　東京山手メディカルセンター呼吸器内科
　小笠原　一誠　滋賀医科大学病理学講座疾患制御病理学部門
　岡森　　慧　　慶應義塾大学医学部呼吸器内科

小倉　　髙志	神奈川県立循環器呼吸器病センター呼吸器内科	
表　　　紀仁	名古屋大学大学院医学系研究科病態内科学講座呼吸器内科学分野	
片平　　雄之	九州大学大学院医学研究院附属胸部疾患研究施設	
木島　　貴志	兵庫医科大学内科学講座呼吸器科	
玄山　　宗到	大阪大学大学院医学系研究科呼吸器・免疫アレルギー内科学	
坂田　　能彦	済生会熊本病院呼吸器センター呼吸器内科	
坂本　　憲穂	長崎大学大学院医歯薬学総合研究科呼吸器内科学	
佐藤　　　俊	福島県立医科大学医学部呼吸器内科学講座	
須田　　隆文	浜松医科大学呼吸器内科	
田口　　善夫	天理よろづ相談所病院呼吸器内科	
谷野　　功典	福島県立医科大学医学部呼吸器内科学講座	
土屋　　智義	とも内科・呼吸器内科	
徳田　　　均	東京山手メディカルセンター呼吸器内科	
富井　　啓介	神戸市立医療センター中央市民病院呼吸器内科	
中川　　　淳	神戸市立医療センター中央市民病院呼吸器内科	
中島　　章太	長崎大学大学院医歯薬学総合研究科呼吸器内科学	
中野　　恭幸	滋賀医科大学内科学講座呼吸器内科	
二階堂　雄文	福島県立医科大学医学部呼吸器内科学講座	
西原　　智恵	国立精神・神経医療研究センター精神保健研究所心身医学研究部	
野上　　裕子	国立病院機構福岡病院呼吸器科	
橋本　　成修	天理よろづ相談所病院呼吸器内科	
馬場　　智尚	神奈川県立循環器呼吸器病センター呼吸器内科	
福永　　健太郎	滋賀医科大学内科学講座呼吸器内科	
古橋　　一樹	浜松医科大学呼吸器内科	
穂苅　　　諭	新潟大学大学院医歯学総合研究科呼吸器・感染症内科学分野	
増田　　昌文	静岡市立清水病院呼吸器内科	
迎　　　　寛	長崎大学大学院医歯薬学総合研究科呼吸器内科学	
棟方　　　充	福島県立医科大学会津医療センター附属病院	
吉富　　　淳	静岡市立清水病院呼吸器内科	
和佐本　　諭	佐久医療センター呼吸器内科	

■COI（利益相反）について

　一般社団法人日本呼吸器学会は，COI（利益相反）委員会を設置し，内科系学会とともに策定したCOI（利益相反）に関する共通指針ならびに細則に基づき，COI状態を適正に管理している（COI（利益相反）については，学会ホームページに指針・書式等を掲載している）．
　以下に，「難治性びまん性肺疾患 診療の手引き」作成委員のCOI関連事項を示す．
　1）研究助成金等に関する受入状況
（企業・団体名）アステラス製薬㈱，エーザイ㈱，㈱LSIメディエンス，小野薬品工業㈱，（公財）喫煙科学研究財団，グラクソ・スミスクライン㈱，積水メディカル㈱，大正富山医薬品㈱，大日本住友製薬㈱，大鵬薬品工業㈱，中外製薬㈱，帝人ファーマ㈱，東芝メディカルシステムズ㈱，日本イーライリリー㈱，日本ベーリンガーインゲルハイム㈱，バイエル薬品㈱，ファイザー製薬㈱
　2）講演料・原稿料等の受入状況
（企業・団体名）アストラゼネカ㈱，小野薬品工業㈱，第一三共㈱，大鵬薬品工業㈱，中外製薬㈱，日本ベーリンガーインゲルハイム㈱，ファイザー㈱
　3）作成委員の個人的収入に関する受け入れ状況
　　本学会の定めた開示基準に該当するものはない．

序

　本書は，平成26〜28年度厚生労働科学研究費補助金難治性疾患政策研究事業「びまん性肺疾患に関する調査研究」班（研究代表者：本間　栄）における難治性びまん性肺疾患の研究成果に基づき，その疫学，診断と治療に関して日本呼吸器学会びまん性肺疾患学術部会と合同の手引き作成委員会を立ち上げ，実際的な手引き書としてまとめた．

　本書で扱う①肺胞微石症，②閉塞性細気管支炎，③Hermansky-Pudlak症候群合併間質性肺炎は，稀少・難治性のびまん性肺疾患群（②③は平成27年に新たに国の指定難病に認定）であるため，これまで十分な疫学調査が行われず，診断基準や重症度評価の策定も進まなかったが，今回それらの内容について日本初の調査・研究結果として提示する．また，各疾患とも治療指針ならびに実際の症例を提示することにより，今後の治療法の確立に向けた一助とする．

　本書により，呼吸器を専門とする臨床医が臨床現場でこれらの疾患群に対応できるようになること，また今後の研究・診療がいっそう進むことを目的として作成した．

　なお，日進月歩の医療の進歩に即して，今後適切に改訂していくことが重要である．

　本手引きが多くの呼吸器科医の日常の臨床の助けになることを祈るとともに作成委員の多大なるご尽力ならびに迅速な文献検索を担当していただいた東邦大学医学メディアセンターのスタッフの方々，出版に際しご協力いただいた（株）南江堂の方々にあらためて深謝する．

2017年9月
平成26〜28年度厚生労働科学研究費補助金難治性疾患政策研究事業「びまん性肺疾患に関する調査研究」班　代表研究者
難治性びまん性肺疾患 診療の手引き作成委員会　委員長

本間　栄

手引き作成までの経緯

1. 肺胞微石症

　肺胞微石症（pulmonary alveolar microlithiasis：PAM）は，リン酸カルシウムを主成分とする層状，年輪状の特徴的な微石が肺胞内に出現する常染色体劣性遺伝性疾患である．

　1868年の最初の症例の記述以降，1900年代に入って症例報告が散見されるようになり，日本においても1954年に最初の報告がなされている．しかしながら本疾患は，最近の報告においても世界で約1,000例の疾患頻度であり，臨床実態には不明な点も多い．日本においては，1960年代に立花らにより全国調査が行われ，51症例について疫学的，臨床的検討が報告されている．立花らは，その後100例以上の症例の集積を行っているものの，全国的な調査については1960年代以降行われていなかった．

　このようななか，平成26年より始まった厚生労働科学研究費補助金難治性疾患政策研究事業「びまん性肺疾患に関する調査研究」班（研究代表者：本間　栄，本間班）において，稀少難治性びまん性肺疾患分科会と難治性気道疾患分科会が組織された．それぞれ，前者においては，①Hermansky-Pudlak症候群合併間質性肺炎，②肺胞蛋白症，③肺胞微石症の3疾患，後者においては，①難治性びまん性汎細気管支炎，②閉塞性細気管支炎，③線毛機能不全症候群の3疾患について部会が置かれ，アプローチが開始されることとなった．これら稀少疾患の現在における実態を明らかにし，診断基準および重症度分類などを作成することにより，ひいてはこれら稀少難治性びまん性肺疾患の難病指定を目指すことが目標とされた．このような活動目標に従って，肺胞微石症部会は，会長が西岡安彦，副会長が萩原弘一の体制で取り組むこととなった．まず平成26年度に全国アンケート調査を開始した．実際のアンケート調査は，徳島大学呼吸器・膠原病内科の後東久嗣，西岡を中心に，徳島大学病院の臨床研究倫理審査委員会での承認を受け，平成26年12月から開始された．200床以上の病床を有する病院に協力いただき，641施設から情報が集められた．アンケートにご協力いただいた施設ならびに代表の先生方にはあらためてこの場をお借りして御礼を申し上げたい．

　また，診断基準の作成については，肺胞微石症の臨床に詳しい立花暉夫先生，遺伝子解析に詳しい萩原弘一先生，そして画像所見に詳しい上甲　剛先生からご意見をいただいた．加えて，症例を提示いただいた先生方にも心より御礼申し上げたい．

　少ない臨床情報を整理し，徐々に診断基準の作成が進んでいた平成28年度夏，本間班長より，①肺胞微石症，②閉塞性細気管支炎，③Hermansky-Pudlak症候群合併間質性肺炎の3疾患についての臨床情報をまとめ，手引きとして出版する案が示され，急遽全情報をまとめることになった．あらためて考えてみると，このような稀少びまん性肺疾患について詳細な記載をまとめた書物はなく，少しでも読者の先生方の日常診療に役立つことを願い，収集した情報をまとめた次第である．しかしながら，希薄な記述にとどまった箇所も多く，お世辞にも豊富な内容とは言い難いが，稀少疾患であることに免じてご容赦願いたい．

2. 閉塞性細気管支炎

　閉塞性細気管支炎（bronchiolitis obliterans：BO）は，造血幹細胞移植や肺移植患者のQOLを悪化させ，長期予後に影響を与える重要な合併症である．しかし，移植患者ばかりでなく，原因の特定できない特発症例から，各種自己免疫疾患に合併した閉塞性細気管支炎症例の報告など少なからず存在することが明らかになった．これまで，厚生労働科学研究費補助金難治性疾患政策研究事業「びまん性肺疾患に関する調査研究」班は，2003年に日本での閉塞性細気管支炎に関する第1回全国調査研究（班長：貫和敏博，貫和班）を，続いて2011年に第2回全国調査研究（班長：杉山幸比古，杉山班）を実施した．2003年以前の症例として287例（病理診断105例，臨床診断182例）が第1回全国調査研究で報告された．2004～2011年までの症例として477例（病理診断93例，臨床診断384例）が第2回全国調査研究で報告された．杉山班～本間班では，第2回全国調査研究に基づき，病理診断93例のうち二次調査の協力が得られた症例について，呼吸器内科医，胸部画像診断医，肺病理を専門とする病理医が集合し，臨床情報，画像情報，病理情報を集積し，日本医科大学もしくは名古屋大学を会場に症例検討会を4回実施した．

過去2回の全国調査結果からもわかるように，本疾患は稀少疾患である．診断が困難であり，有効な治療法も存在しない．治療に関するエビデンスが乏しく，まとまった症例集も存在しない．このような背景から，本間班では「難治性びまん性肺疾患診療の手引き」作成にあたり，第2回全国調査研究二次調査症例検討会において閉塞性細気管支炎と確定診断した症例を，手引きのなかに集約することになった．今後，日本において移植医療の増加が予測され，いっそう閉塞性細気管支炎の診断と治療が重要な課題となるであろう．本手引きにより，閉塞性細気管支炎という疾患を再認識していただくとともに，日常診療の一助となれば幸いである．これまで調査研究にご協力いただいた全国の医療機関，ならびに関係者各位，症例検討会に参加いただいた皆さんのご厚意に敬意を表するとともに心より御礼申し上げたい．

3. Hermansky-Pudlak 症候群合併間質性肺炎

Hermansky-Pudlak 症候群（Hermansky-Pudlak syndrome：HPS）は，眼および皮膚の色素脱出症に血小板機能低下に基づく出血傾向を示す常染色体劣性の先天性疾患[1]だが，成人になってから難治性の間質性肺炎・肺線維症をきたすことがあり，臨床上大きな問題となっている[2,3]．平成26年度からの厚生労働科学研究費補助金難治性疾患政策研究事業として新たに開始された「びまん性肺疾患に関する調査研究」班では，これまでに日本で疫学調査を含めて，組織的・体系的に研究が進められてこなかった稀少難治性びまん性肺疾患として，日本における Hermansky-Pudlak 症候群合併間質性肺炎の診断および治療の策定を目指すことになった．

ちなみに「難病の患者に対する医療等に関する法律」の指定難病となっている「眼皮膚白皮症」の診断基準（p.77）が定められて施行されたのは，この疫学調査後の平成27年7月1日であり，そのなかで Hermansky-Pudlak 症候群は「全身症状を合併する症候型」とされ，肺線維症の合併もまた医療補助の対象となる重症度を満たす要件に掲げられている．まず日本ではじめての疫学調査のデータを把握した次の段階として，本疾患の病態理解につとめ，稀少な疾患として症例報告されたものを提示し，その診断と治療の手引きを策定することにした．

a. 病名に関する理解

Hermansky-Pudlak 症候群などのように遺伝子異常に基づく間質性肺炎は，「家族性間質性肺炎」あるいは「家族性肺線維症」[4]と総称される．原因が特定され得ない間質性肺炎を「特発性間質性肺炎」[5]と総称し，リンパ球などの炎症細胞浸潤が乏しく，免疫抑制薬による治療効果が期待されずに難治性の線維化が進行する代表的な病態が「特発性肺線維症」[6]である．「家族性間質性肺炎」は，その遺伝子変異によって病態は異なるものの，子孫に遺伝子変異が継続されることにより，成人になって様々な重症度で発症する[4]．しかし，その多くは特発性肺線維症と同様に難治性で慢性進行性の臨床経過をたどることから「間質性肺炎」ではなく「肺線維症」と呼ばれている[4]．

この点から本症は「Hermansky-Pudlak 症候群（関連）肺線維症」と呼称すべきであろうが，臨床現場においては，必ずしも HPS 遺伝子変異を確定したうえでその肺病変の発症を診断するわけではない．現在，Hermansky-Pudlak 症候群発症に関連するおおよそ10個の遺伝子変異[3]があるが，肺病変との関連が深いことで知られている HPS-1，HPS-2 と HPS-4 のどの遺伝子変異もみつからない例もある（p.92「第3章-D-症例④」参照）．関連遺伝子が確定されたとしても，その遺伝子変異と間質性肺炎/肺線維症発症機序が肺組織で示されるわけではなく，出血傾向を伴うことが多いことから，外科的肺生検ばかりか気管支鏡検査も避けるべきであるという意見もある[3]．

また，多くの Hermansky-Pudlak 症候群患者に伴う間質性肺炎も発症段階では自覚症状がなく，呼吸機能も正常であることを考えれば，臨床的には「Hermansky-Pudlak 症候群合併間質性肺炎」の呼称が適しているのかもしれない．Hermansky-Pudlak 症候群に合併している間質性肺炎が難治性の慢性進行性肺線維症の段階にいたれば，むしろ「Hermansky-Pudlak 症候群合併肺線維症」の呼称がふさわしいが，その線引きにエビデンスのない現状では言い分ける意義はないであろう．

b. 治療についての見通し

　特発性肺線維症よりもやや若い30～40歳代での発症もあってか，その後の臨床経過も多様で，10年近くの長期経過をたどる症例でもある（p.83「第3章-F-症例①」，p.92「第3章-F-症例④」，p.94「第3章-F-症例⑤」参照）．現在までのところ有効な内科的薬物療法は実証されていないが，原因遺伝子の制御が困難な現状においては特発性肺線維症で有効性が示されている抗線維化療法に期待するしかないだろう．実際，最近では特発性肺線維症自体が複合的な遺伝子による疾患とする考え方もある[7]．Hermansky-Pudlak症候群合併間質性肺炎に対する治療の有効性は今後の実証の成果が待たれるが，現段階では理論的な可能性を持つ抗線維化薬を投与するしかないように思われる．

■文献

1) Hermansky F, Pudlak P. Albinism associated with hemorrhagic diathesis and unusual pigmented reticular cells in the bone marrow: report of two cases with histochemical studies. Blood 1959; **14**: 162-169
2) Carter BW. Hermansky-Pudlak syndrome complicated by pulmonary fibrosis. Proc (Bayl Univ Med Cent) 2012; **25**: 76-77
3) Vicary GW, Vergne Y, Santiago-Cornier A, et al. Pulmonary fibrosis in Hermansky-Pudlak syndrome. Ann Am Thorac Soc 2016; **13**: 1839-1846
4) Seibold MA, Wise AL, Speer MC, et al. A common MUC5B promoter polymorphism and pulmonary fibrosis. N Engl J Med 2011; **364**: 1503-1512
5) Travis WD, Costabel U, Hansell DM, et al. An official American Thoracic Society/European Respiratory Society statement: update of the international multidisciplinary classification of the idiopathic interstitial pneumonias. Am J Respir Crit Care Med 2013; **188**: 733-748
6) Raghu G, Collard HR, Egan JJ, et al. An official ATS/ERS/JRS/ALAT statement: idiopathic pulmonary fibrosis: evidence-based guidelines for diagnosis and management. Am J Respir Crit Care Med 2011; **183**: 788-824
7) Schwartz DA. Idiopathic pulmonary fibrosis is a complex genetic disorder. Trans Am Clin Climatol Assoc 2016; **127**: 34-45

目 次

第1章　肺胞微石症 ……………………………………………………………………… 1
- A. 疫学（全国疫学調査結果から） ………………………………………………………… 2
- B. 臨床像 ……………………………………………………………………………………… 4
- C. 診断基準および重症度 …………………………………………………………………… 8
- D. 症例提示 …………………………………………………………………………………… 9
  - 症例①：診断後約40年無受診で救急外来を受診した肺胞微石症の一例 ……………… 9
  - 症例②：診断後約30年の経過で呼吸不全を呈した肺胞微石症の一例 ………………… 12

第2章　閉塞性細気管支炎 ……………………………………………………………… 17
- A. 臨床像 ……………………………………………………………………………………… 18
- B. 画像所見 …………………………………………………………………………………… 21
- C. 病理所見 …………………………………………………………………………………… 23
- D. 症例提示 …………………………………………………………………………………… 25
  - 症例①：前駆Bリンパ芽球性白血病/リンパ腫に対する臓器移植（骨髄）に伴う閉塞性細気管支炎の一例 … 25
  - 症例②：急性リンパ球性白血病に対する臓器移植（末梢血幹細胞）に伴う閉塞性細気管支炎の一例 ……… 29
  - 症例③：臓器移植（末梢血幹細胞）に伴う閉塞性細気管支炎の一例 ………………… 32
  - 症例④：関節リウマチ発症早期に閉塞性細気管支炎が併発した一例 ………………… 35
  - 症例⑤：関節リウマチ発症13年後に閉塞性細気管支炎が発症した一例 …………… 38
  - 症例⑥：繰り返す気道感染を伴った関節リウマチに合併した閉塞性細気管支炎の一例 … 41
  - 症例⑦：労作時呼吸困難で受診した関節リウマチを基礎疾患とする閉塞性細気管支炎の一例 … 44
  - 症例⑧：長期生存が得られたSjögren症候群を基礎疾患とする閉塞性細気管支炎の一例 … 47
  - 症例⑨：Sjögren症候群を基礎疾患とする薬物治療抵抗性の閉塞性細気管支炎の一例 … 50
  - 症例⑩：扁平苔癬を基礎疾患とする閉塞性細気管支炎の一例 ………………………… 53
  - 症例⑪：悪性血液疾患（リンパ腫）を基礎疾患とする閉塞性細気管支炎の一例 …… 56
  - 症例⑫：抗菌薬内服に起因すると考えられた閉塞性細気管支炎の一例 ……………… 59
  - 症例⑬：母子で摂取したアマメシバによる閉塞性細気管支炎の一例（母親） ……… 62
  - 症例⑭：母子で摂取したアマメシバによる閉塞性細気管支炎の一例（娘） ………… 65
  - 症例⑮：アマメシバ摂取に起因すると考えられた閉塞性細気管支炎の一例 ………… 68

第3章　Hermansky-Pudlak 症候群合併間質性肺炎　　71

- A. 病因と発症機序　　72
- B. 全国疫学調査　　75
- C. Hermansky-Pudlak 症候群を含む「眼皮膚白皮症」の診断基準と重症度判定基準　　77
- D. 診断の要点　　80
- E. 治療と管理　　82
- F. 症例提示　　83
  - 症例①：HPS-1 遺伝子変異を持つ2年間の治療歴のある難治症例　　83
  - 症例②：骨髄と肺にセロイド様物質を含むマクロファージが確認された急性増悪症例　　85
  - 症例③：血小板異常を確認されながらも HPS-1/4 遺伝子変異が検出されなかった難治症例　　90
  - 症例④：血小板異常と剖検で典型的な組織が確認されたが HPS-1〜-6 遺伝子変異が検出されなかった肺癌合併症例　　92
  - 症例⑤：HPS-1 遺伝子変異を持つ5年間の治療歴のある難治症例　　94
  - 症例⑥：HPS-4 遺伝子変異が確認されて3年近い治療歴のある急性増悪症例　　96

索引　　99

略語一覧

略語	英語	日本語
ADL	activities of daily living	日常生活動作
Alb	albumin	アルブミン
ANA	anti-nuclear antibody	抗核抗体
AP-3	adaptor protein-3	
ASV	adaptive servo ventilation	
BAL	bronchoalveolar lavage	気管支肺胞洗浄
BE	base excess	
BLOC	biogenesis of lysosome-related organelle complex	リソソーム関連蛋白複合体
BNP	brain natriuretic peptide	脳性ナトリウム利尿ペプチド
BO	bronchiolitis obliterans	閉塞性細気管支炎
BOOP	bronchiolitis obliterans organizing pneumonia	器質化肺炎を伴う閉塞性細気管支炎
BOS	bronchiolitis obliterans syndrome	閉塞性細気管支炎症候群
CDB	cellular destructive bronchiolitis	
COP	cryptogenic organizing pneumonia	特発性器質化肺炎
COPD	chronic obstructive pulmonary disease	慢性閉塞性肺疾患
CRNN	creatinine	クレアチニン
DL_{CO}	diffusing capacity of the lung carbon monoxide	一酸化炭素肺拡散能
DMARDs	disease modified anti-rheumatic-drugs	疾患修飾性抗リウマチ薬
DPB	diffuse panbronchiolitis	びまん性汎細気管支炎
DSA	donor-specific antibody	
EBO	endobronchiolitis obliterans	
EPAP	expiratory positive airway pressure	呼気気道陽圧
FEV_1	forced expiratory volume in 1 second	1秒量
FVC	forced vital capacity	努力肺活量
GVHD	graft versus host disease	移植片対宿主病
Hb	hemoglobin	ヘモグロビン
HCO_3^-	hydrogencarbonate	炭酸水素イオン
HPS	Hermansky-Pudlak syndrome	Hermansky-Pudlak 症候群
HRCT	high-resolution CT	高分解能 CT
Ht	hematocrit	ヘマトクリット
IIPs	idiopathic interstitial pneumonias	特発性間質性肺炎
IP	interstitial pneumonia	間質性肺炎
IPAP	inspiratory positive airway pressure	吸気気道陽圧
IPF	idiopathic pulmonary fibrosis	特発性肺線維症
LABA	long-acting β_2 agonist	長時間作用性 β_2 刺激薬
LAMA	long-acting muscarinic antagonist	長時間作用性抗コリン薬
LDH	lactate dehydrogenase	乳酸脱水素酵素
LROs	lysosome-related organelles	リソソーム関連細胞内小器官
MCH	mean corpuscular hemoglobin	平均赤血球ヘモグロビン量
MCHC	mean corpuscular hemoglobin concentration	平均赤血球ヘモグロビン濃度
MCP-1	monocyte chemotactic protein-1	
MCV	mean corpuscular volume	平均赤血球容積
NAC	N-acetyl cysteine	N-アセチルシステイン
NPPV	noninvasive positive airway pressure ventilation	非侵襲的陽圧換気
$PaCO_2$	arterial blood partial pressure of carbon dioxide	動脈血二酸化炭素分圧
PAM	pulmonary alveolar microlithiasis	肺胞微石症
PaO_2	arterial blood partial pressure of oxygen	動脈血酸素分圧
PLT	platelet count	血小板数
RBC	red blood cell count	赤血球数
RV	residual volume	残気量
SaO_2	arterial blood oxygen saturation	動脈血酸素飽和度
SP	surfactant protein	サーファクタント蛋白質
SP-A	surfactant protein-A	サーファクタント蛋白質 A
SP-D	surfactant protein-D	サーファクタント蛋白質 D
SpO_2	percutaneous arterial oxygen saturation	経皮的動脈血酸素飽和度
TIPPV	tracheal intermittent positive pressure ventilation	
TLC	total lung capacity	全肺気量
TV	tidal volume	1回換気量
UA	uric acid	尿酸
UIP	usual interstitial pneumonia	
UPR	unfolded protein response	
VA	alveolar ventilation	肺胞換気量
VATS	video-assisted thoracic surgery	
VC	vital capacity	肺活量
WBC	white blood cell count	白血球数

第1章
肺胞微石症

疫学（全国疫学調査結果から）

肺胞微石症（pulmonary alveolar microlithiasis：PAM）（OMIM265100）は、リン酸カルシウムを主成分とする肺胞内、層状、年輪状の特徴的な微石の出現を特徴とする常染色体劣性遺伝疾患であり、同胞発生、両親の血族結婚が高頻度である[1]。微石は極めて緩徐に成長し、最終的には多くの肺胞を埋め尽くす。同時に肺胞壁には慢性炎症と線維化が生じる。小児期から青年期にかけて、健康診断などで撮影された胸部X線写真にて発見される症例が多い。初期は無症状であるが、疾患は緩徐に進行し、患者は中年期以降に慢性呼吸不全や肺性心にて死亡する。世界では1,000例以上報告があり、日本からも100例を超える報告がある。疾患原因はⅡ型肺胞上皮細胞に特異的に発現しているⅡb型ナトリウム依存性リン運搬蛋白質の機能欠損と考えられている。患者では同蛋白質をコードするSLC34A2遺伝子に異常があり、正常蛋白質が合成されなくなっている。

1. 世界での検討

本疾患の世界最初の記述は1686年のMalpighiによる報告とされている[2]。1918年にHarbitzが2例目を報告している[3]。最近、Castellanaらにより世界65箇国、1,022例のPAM症例のまとめが報告された[4]。これによると、PAMは世界各国に発生しているものの、大陸間で頻度に差があり、アジアからの報告が最も多く（56.3%）、次いでヨーロッパに多かった（27.8%）。アジアのなかではトルコからの報告が最も多く（139例）、次いで中国（133例）、日本（119例）となっている。これらの国々が本症の好発地域であることについては、血族結婚の頻度の高さが影響していると考えられる。性差については若干の地域差はあるものの、男女差はほぼない。発見年齢としては学童期から青年期（20～30歳代）が最も多く、高齢者での発見はまれである。家族内発生は1,022例中381例（37.2%）に認められており、家族内発生のほぼすべてが水平伝播である。血族結婚家系への集積、男女同一の発生頻度、高率な水平伝播はすべて常染色体劣性遺伝疾患に合致した所見である。

2. 日本での検討

日本では1954年に高橋義直が最初の症例を報告した[5]。立花暉夫らは1963年に本症の全国調査を行い、51症例についての疫学的、臨床的検討を行っている[6]。この報告によると、やはり発生に性差はなく、61%（51例中31例）の症例が同胞発生例であり、1家系同胞2人発生が11家系、同胞3人発生が3家系であった。患者両親の血族結婚は32.7%に認められた。これらの結果より、当時より本症発生が常染色体劣性遺伝形式によるものと結論づけられている。また、その後の追跡調査により、計76症例の本症発見の年次推移を検討したところ、1950～1960年代にかけては年間平均4.3人の報告があったものの、1970年代では年間平均1.0人となっており、本症の報告例数の減少傾向も指摘されている[7]。

3. 全国疫学調査（2014～2016年）

前述の立花らによる全国調査以降、最近の日本における本症の疫学の実態が十分に把握されていない現状を受け、今回、厚生労働科学研究費補助金難治性疾患政策研究事業「びまん性肺疾患調査研究」班（本間班）では、PAMの実態解明と治療指針の作成を目的に全国アンケート調査を行った。

全国の200床以上を有する病院、計1,824施設に、現在または過去に、病理学的もしくは臨床的に診断されたPAM症例の経験数、SLC34A2遺伝子検査の有無についてアンケート用紙を郵送したところ、641施設より回答が得られた（回収率：35.14%）。結果、22施設において25症例のPAMが現在もしくは過去に経験されていることが判明した。このうち1症例は外国人症例であったため除外し、計24症例を解析した（表1）。24症例中、現在通院中の症例は7例（29.2%）となっており、本症の有病率は人口100万人あたり0.06人となる。病理学的に診断された症例は全24例中16例（66.7%）であり、今昔を問わず日本の呼吸器科医のびまん性肺疾患に対する病理診断の意識の高さが伺える結果であった。SLC34A2遺伝

表1 全国アンケート調査によるPAM症例の内訳

症例経験時期	現在	7/24 (29.2%)
	過去	17/24 (70.8%)
診断方法	病理学的診断	16/24 (66.7%)
	臨床診断	8/24 (33.3%)
SLC34A2遺伝子検査	済	8/24 (33.3%)
	未	13/24 (54.2%)
	不明	3/24 (12.5%)

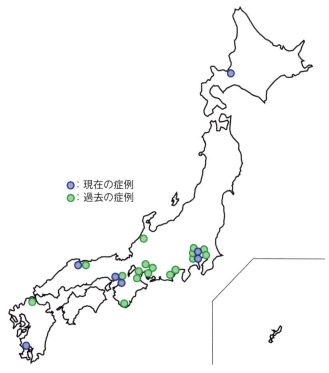

図1 全国疫学調査（2014～2016年）による最近の肺胞微石症症例分布

子検査の施行率は33.3%（24例中8例）であったが、萩原らのグループを含めた2つの研究グループより*SLC34A2*の不活化変異が本症の原因と同定されたのが2006年であることを考慮すると、妥当な数字であると考えられる．実際，遺伝子検査が実施された8例のうち，5例は現在の症例であった．*SLC34A2*遺伝子の変異が日本の研究グループにより同定されたことも遺伝子検査施行率の高さに寄与していると考えられる．症例の地理的分布については，既報どおりほぼ人口分布に沿っており（図1），本症発生における地域間格差はないと考えられた．

4．総括

今回の全国調査結果とこれまでの調査を比較検討すると，疫学的には日本におけるPAMの報告例数は減少傾向にあると予想される．この理由としては血族結婚率の減少が考えられる．しかし，現代の日本社会のおいても，いとこ婚が1.6%，血族婚が3.9%あると報告されており[8]，低頻度ながら今後も本症の発生は続くと思われる．常染色体劣性遺伝であり，同胞発生が約50%にみられることを考慮して，本症が疑われた場合は家族の診察を行うことが望ましい．

■文献

1) Tachibana T, Hagiwara K, Johkoh T. Pulmonary alveolar microlithiasis: review and management. Curr Opin Pul Med 2009; **15**: 486-490
2) Anzalone A, Marcello M. I suoi scritti sugli organi del respire, Tamari, Bologna, 1966: p259-262
3) Harbitz F. Extensive calcification of the lungs as a distinct disease. Arch Intern Med 1918; **21**: 139-146
4) Castellana G, Castellana G, Gentile M, et al. Pulmonary alveolar microlithiasis: review of the 1022 cases reported worldwide. Eur Respir Rev 2015; **24**: 607-620
5) 高橋義直．粟粒結核症を疑われた汎発性肺胞微石症の一例．日本臨牀 1954; **12**: 89-94
6) 立花暉夫．肺胞微石症．呼吸 1993; **12**: 300-306
7) 立花暉夫．日本における肺胞微石症．びまん性肺疾患，宮本 忍，三枝正裕，金上晴夫，大国真彦ほか（編），克誠堂出版，東京，1981: p19-33
8) Imaizumi Y. A recent survey of consanguineous marriages in Japan. Clin Genet 1986; **30**: 230-233

B 臨床像

1. 病因

肺胞微石症の原因は，Ⅱb型ナトリウム依存性リン運搬蛋白質SLC34A2（NPT2b，NPTⅡb，NAPI-Ⅱbと記載される場合もある）の機能欠損と考えられる．これは，以下より裏づけられる．

① SLC34A2の検索が行われた肺胞微石症患者では，ほぼすべてにSLC34A2遺伝子変異がホモ接合で見い出されていること[1~3]．

② 肺胞特異的にSLC34A2を欠損させたモデルマウスでは，肺胞腔内に微石が出現し肺臓炎が認められるなど，肺胞微石症と類似の病理像を示すこと[4]．

すなわち，肺胞微石症は常染色体劣性遺伝疾患の遺伝様式を示す単一遺伝子疾患である．家系解析より，浸透率は1に近いと考えられる．つまり，異常遺伝子をホモ接合で保有する個人は，ほぼ必ず肺胞微石症を発症する．

正常状態では，SLC34A2はⅡ型肺胞上皮細胞の肺胞腔側に発現している[5,6]．肺胞腔表面を覆う表面活性物質は主としてⅡ型肺胞上皮細胞から放出され，多量のリン脂質を含んでいる．表面活性物質は，肺胞マクロファージに貪食，分解されることが知られている．肺胞マクロファージは長く肺胞腔内にとどまることが知られているため，分解産物は肺胞腔内に放出すると想定される．この際に放出される無機リンは，Ⅱ型肺胞上皮細胞上のSLC34A2によりⅡ型肺胞上皮細胞内に吸収されることで，リンの代謝循環が成立していると考えられる[7,8]．SLC34A2の機能欠損はこのリンの代謝循環を遮断するため，肺胞腔内に過剰に残存したリンがカルシウムと結合し，微石を生じると推定される．しかしながら，明確な微石生成機構に関しては解明されていない部分が多い．モデルマウスを用いた病態解明が期待される[4]．

なお，SLC34A2の機能欠損性遺伝子変異はヒトでは肺胞微石症の原因となるが，マウスでは胎性致死であり新生児が生まれてこない[9]．SLC34A2は肺以外にも乳腺や腸管などでも発現しているが，ヒトでは他の遺伝子がSLC34A2機能を補足している結果，肺のみに異常が発生するものと思われる[10]．他臓器にも異常がみられたとする報告が散見されるが，これらの症例では機能補足が十分に行われず他臓器にも症状が出た可能性がある[2]．

2. 病理

肺胞微石症生検肺，剖検肺の特徴的な病理組織像を日本症例で検討した結果，本疾患の特徴は以下のとおりである[11~15]．

① 肺胞内の年輪状，層状の微細な結石，微石形成であり（図1a），多くの肺胞内に認める（図1b）．鑑別診断すべき転移性肺石灰化症では，肺胞壁に限局した微石形成を認めるが，肺胞微石症では認めない．

② 初期には肺胞内の特徴的な微石のみであるが，末期，剖検肺では，気管支血管束，小葉間隔壁に沿って（図1c），あるいは胸膜下に著明な微石形成を認め，胸膜下の線維化も認める（図1d）．さらに，肺胞内微石形成とともに石灰化，骨化，骨形成を認める症例がある（図1e）．

③ 微石形成は肺のみに限られ，他臓器には認めない（日本の13剖検例での検討）[14]．

④ 肺胞内微石の透過型および走査型電子顕微鏡像は[11,15]，肺胞内を充満する微石像，割面像では特徴的な年輪状，層状の構造を認める（図2）[15]．

3. 臨床症状，臨床検査 [11~15]

無症状で主として集団検診，家族検診でびまん性肺陰影を発見されることが多い．日本の症例111例中85.6%が無症状検診発見である．年齢的には小児期発見が多い．日本の症例111例中15歳以下での発見は52.9%である．

呼吸機能は，著明なびまん性肺陰影を示しても，無症状で，初期には%肺活量の軽度低下，%DLcoの軽度低下を示すのみで，長期経過後は呼吸不全を示す．

気管支肺胞洗浄（bronchoalveolar lavage：BAL）検査では，微石発見例があるが多くは正常である．

骨シンチグラフィ，ガリウムシンチグラフィでは肺病変部位にのみ集積を認める．

血清SP-D，SP-Aが上昇し，呼吸機能悪化との相関があるとする報告がある．しかし，検血，検尿，肝腎機能，血清カルシウムなどは正常範囲である．

4. 画像

胸部X線写真では，両側肺にびまん性粒状影がみられる．中下肺野優位であり，肺底背側では特にX線吸収値が増加し，心陰影や横隔膜がシルエットサイン陽性となり不鮮明となる（図3）．小葉辺縁である胸膜下の囊胞形成を反映して肺と胸壁の間に黒いライン（black pleural line）が形成されることもある[12]．

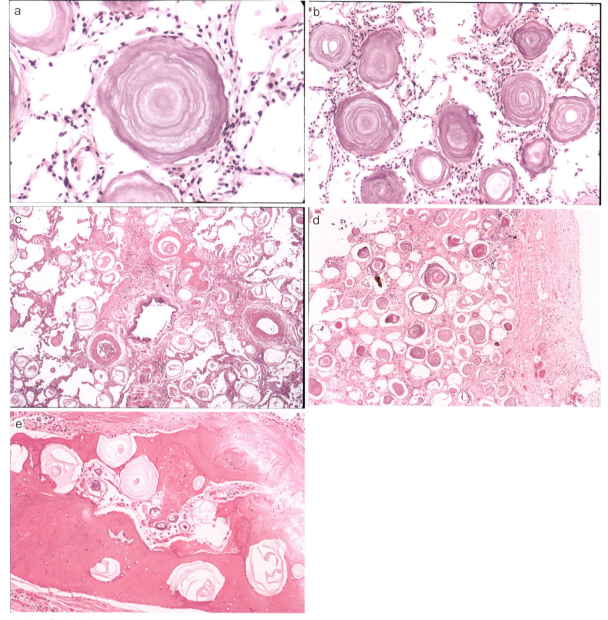

図1 病理所見
 a：肺胞内の年輪状，層状の微細な結石，微石形成（HE染色，200倍）．
 b：肺胞腔内の多数の微石形成（HE染色，40倍）．
 c：気管支血管束に沿った肺胞内微石（HE染色，10倍）．
 d：胸膜下の著明な微石形成と胸膜下の線維化（HE染色，10倍）．
 e：肺胞内微石と石灰化，骨化（HE染色，40倍）．

　胸部CTでは微小結石は空間分解能を下回るため，その重畳像がびまん性すりガラス影として捉えられる．高度の微石蓄積と肺胞隔壁肥厚を反映してコンソリデーション（図4a）を示すこともある．小葉細葉辺縁の肺胞隔壁の肥厚像を反映して，小葉内網状影や気管支血管束および小葉間隔壁の不整な肥厚，胸膜面の不整といった小葉・細葉辺縁性陰影も特徴的である（図4b）．こういった陰影に石灰化が同定されることが本症診断の鍵であることも異論のないところであろう．進行例では小葉辺縁である胸膜下，小葉間隔壁や気管支肺動脈周囲に囊胞がみられ，ときに粗大なブラとして捉えられることもある（図4c）[16,17]．

5. 治療と予後 [11〜15]

　肺胞内微石を除去する有効な治療薬はなく，肺胞微石症の臨床経過，予後は不良である．発見時の年齢別，経

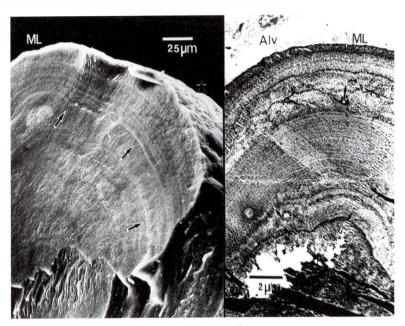

図2 年輪状，層状の肺胞内微石割面電顕像

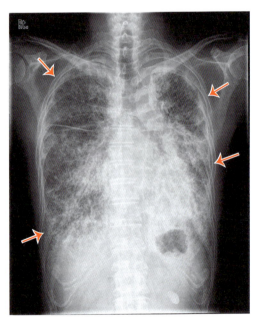

図3 胸部X線写真
両側肺にびまん性粒状影がみられる．心陰影や横隔膜がシルエットサイン陽性のため不鮮明である．肺と胸壁の間に黒いライン（black pleural line）（→）がみられる．

過追跡年数別に呼吸不全死亡を検討した日本での成績がある[11, 12]．2009年の報告では[12]，発見時15歳以下の症例では，その後の10～19年間に呼吸不全死亡例はない（0/28例）が，20～49年の経過でみると45%（9/20例）の症例が呼吸不全死亡している．つまり，小児期発見例でも長期経過は決して良好ではない．一方，発見時15歳以上の症例では，10～19年間に12%（3/25例）が呼吸不全死亡し，20～49年の経過では40%（6/15例）が呼吸不全死亡した．全症例では，10～19年の経過で5.7%（3/53例）が呼吸不全死亡し，20～49年の経過で42.9%（15/35例）が呼吸不全死亡した．

日本の肺胞微石症剖検例13例についての検討[14]では，発見時年齢15歳以下の5例は37～56年経過後に死亡し，死亡剖検時年齢は40歳代2例，50～60歳代3例であった．発見時年齢16歳以上の8例では，合併症死亡2例を除外して，10～32年経過後に死亡し，死亡剖検時年齢は30歳代1例，50歳代2例，60～70歳代3例である．

諸外国では肺移植症例の報告があるが，日本では実施症例はない[12, 13]．

■文献
1）Huqun, Izumi S, Miyazawa H, et al. Mutations in the *SLC34A2* gene are associated with pulmonary alveolar microlithiasis. Am J Respir Crit Care Med 2007; **175**: 263-268
2）Corut A, Senyigit A, Ugur SA, et al. Mutations in *SLC34A2* cause pulmonary alveolar microlithiasis and are possibly associated with testicular microlithiasis. Am J Hum Genet 2006; **79**: 650-656
3）Ishihara Y, Hagiwara K, Zen K, et al. A case of pulmonary alveolar microlithiasis with an intragenetic deletion in *SLC34A2* detected by a genome-wide SNP study. Thorax 2009; **64**: 365-367
4）Saito A, Nikolaidis NM, Amlal H, et al. Modeling pulmonary alveolar microlithiasis by epithelial deletion of the Npt2b sodium phosphate cotransporter reveals putative biomarkers and strategies for treatment. Sci

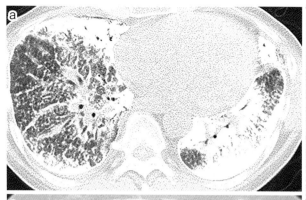
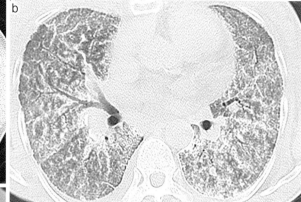
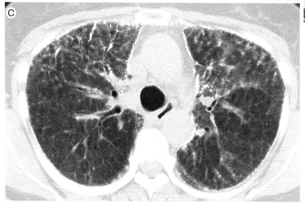

図4 胸部CT
　a：びまん性すりガラス影，広義間質の不整な肥厚を認める．高度の微石蓄積と肺胞隔壁肥厚を反映してコンソリデーションも伴っている．
　b：びまん性すりガラス影，広義間質の不整な肥厚を認める．
　c：びまん性すりガラス影，広義間質の不整な肥厚を認める．胸膜下に小囊胞形成も伴っている．

Transl Med 2015; 7: 313ra181
5) Traebert M, Hattenhauer O, Murer H, et al. Expression of type II Na-Picotransporter in alveolar type II cells. Am J Physiol 1999; **277**: L868-L873
6) Hashimoto M, Wang DY, Kamo T, et al. Isolation and localization of type IIb Na/Pi cotransporter in the developing rat lung. Am J Pathol 2000; **157**: 21-27
7) Veldhuizen R, Possmayer F. Phospholipid metabolism in lung surfactant. Subcell Biochem 2004; 37: 359-388
8) Goss V, Hunt AN, Postle AD. Regulation of lung surfactant phospholipid synthesis and metabolism. Biochim Biophys Acta 2013; **1831**: 448-458
9) Shibasaki Y, Etoh N, Hayasaka M, et al. Targeted deletion of the tybe IIb Na+-dependent Pi-co-transporter, NaPi-IIb, results in early embryonic lethality. Biochem Biophys Res Commun 2009; **381**: 482-486
10) Segawa H, Shiozaki Y, Kaneko I, et al. The role of sodium-dependent phosphate transporter in phosphate homeostasis. J Nutr Sci Vitaminol (Tokyo) 2015; **61**: S119-S121
11) 立花暉夫．肺胞微石症．呼吸 1993; **12**: 300-306
12) Tachibana T, Hagiwara K, Johkoh T. Pulmonary alveolar microlithiasis: review and management. Curr Opin Pul Med 2009; **15**: 486-490
13) 立花暉夫．肺胞微石症．呼吸器科 2004; **5**: 99-105
14) 立花暉夫，萩原弘一．肺胞微石症．びまん性肺疾患の臨床，第4版，びまん性肺疾患研究所（編），金芳堂，京都，2013: p329-332
15) 立花暉夫．肺胞微石症．内科症例図説．杉山恒明，小俣政男（総編），朝倉書店，東京，2009: p186-187
16) Gasparetto EL, Tazoniero P, Escuissato DL, et al. Pulmonary alveolar microlithiasis presenting with crazy-paving pattern on high resolution CT. Br J Radiol 2004; **77**: 974-976
17) Sumikawa H, Johkoh T, Tomiyama N, et al. Pulmonary alveolar microlithiasis: CT and pathologic findings in 10 patients. Monaldi Arch Chest Dis 2005; **63**: 59-64

診断基準および重症度

1. 診断基準

1を満足し，かつ下記2，3，4項目中の1つ以上を満たす．
  1. 典型的な胸部X線写真，または胸部CT像を呈する．
  2. 肺生検により肺胞内に層状，年輪状の微石形成を確認する．
     または，気管支肺胞洗浄液中に微石そのものを確認する．
  3. 同胞発生を確認する．両親や直系の先祖の血族結婚を確認する．
  4. *SLC34A2* 遺伝子異常を確認する．

2. 除外すべき病態

下記の病態がないことを確認する
  1. 悪性腫瘍に伴い肺胞壁に微石形成を示す転移性肺石灰化症
  2. 腎不全に伴い，高カルシウム血症を伴う，異所性肺石灰化症
  3. びまん性肺陰影を示す転移性肺腫瘍

（注）典型的な画像所見
  診断基準における典型的な画像所見とは，以下のような所見である．
    a. 胸部X線写真での両肺野びまん性に密に分布する微細粒状の微石陰影
    b. 胸部CTでの気管支血管束，小葉間隔壁に密な石灰化．末期には肺底部背側，胸膜下に濃厚な融合性石灰化

3. 重症度分類

疾患としての重症度分類は存在しない．慢性呼吸不全を呈した場合，呼吸機能障害に準じた重症度分類を流用して重症度が決定されている．

D 症例提示

症例①
診断後約40年無受診で救急外来を受診した肺胞微石症の一例

- **症　例**：67歳，女性．
- **主　訴**：呼吸困難，全身の浮腫．
- **既往歴**：特記すべきことなし．
- **喫煙歴**：なし．
- **家族歴**：呼吸器疾患の家族歴はなし．両親は血族結婚．
- **現病歴**：2013年11月から両下肢の浮腫を認めていた．2014年4月より呼吸困難の出現があり，徐々に増強するために近医を受診．胸部CTで両肺びまん性にすりガラス影を認め，精査加療目的で当院へ救急搬送となった．
- **身体所見**：身長150 cm，体重55 kg，血圧200/120 mmHg，脈拍100回/min，SpO₂ 62％（リザーバーマスク12 L/min）．意識は清明．眼瞼結膜は蒼白ではない，眼球結膜に黄染なし．口唇および手指，足指にチアノーゼあり．ばち指を認める．座位にて頸静脈の怒張あり．両肺びまん性にfine cracklesを聴取．心音整，心雑音なし．腹部は平坦，軟．圧痛なし．腸蠕動音は正常．両下肢にpitting edemaを認める．
- **検査所見**

血液検査：慢性の低酸素血症を反映して，Hb 18.0 g/dL，Ht 56.3％と多血症を認めた．LDH 504 U/L，KL-6 1,966 U/L，SP-D 458 U/Lと上昇を認めた．BNP 1,617.6 pg/mLと著明に高値であった．リザーバーマスク15 L/minで採取した血液ガスは，PaO_2が33.2 Torr，$PaCO_2$が34.3 Torrと高度の低酸素血症を呈していた．

画像検査：胸部X線写真では，両肺びまん性に線状影および透過性の低下を認めた（図1a）．胸部CTでは，肺野条件（図2a）にて両肺びまん性に小葉内網状影，小葉間隔壁の肥厚を認め，石灰化を伴い，一部に牽引性気管支拡張を認めた．また縦隔条件（図2b）では，両側下葉背側優位に石灰化を認め，右房および右室が著明に拡張し，右房内および右室内に血栓を認めた．

- **臨床経過**：肺胞微石症に伴う肺高血圧による右心不

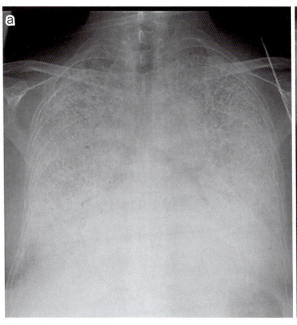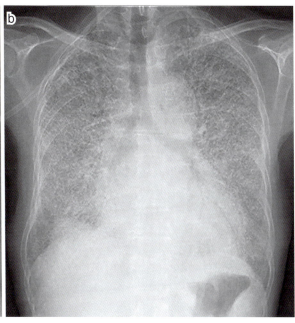

図1　胸部X線写真
　a：初診時．
　b：2014年退院前．

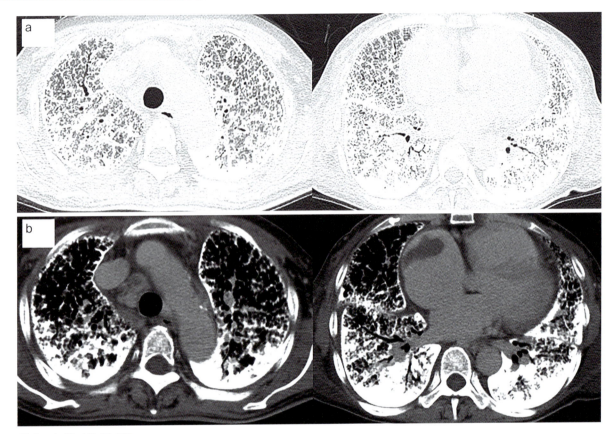

図2 初診時胸部CT
a：肺野条件．両肺びまん性に小葉内網状影，小葉間隔壁の肥厚，石灰化を認める．
b：縦隔条件．両肺背側優位に石灰化を認める．右房が著明に拡張し，右房内に血栓を認める．

全と診断した．呼吸苦は認めなかったが，リザーバーマスク15 L/minでもSpO₂が80％程度の高度の低酸素血症をきたし，noninvasive positive airway pressure ventilation (NPPV)での呼吸管理を行った．右心不全に対しては，フロセミドの投与および水分出納の調整を行った．また，右房内および右室内血栓に関しては，抗凝固薬を開始した．右心不全の改善とともに呼吸状態は改善したが，NPPVは装着中の呼吸困難があったためにadaptive servo ventilation (ASV)に変更した．日中はリザーバーマスク12 L/min，夜間はASV (O₂ 12 L/min，呼気終末圧4 cmH₂O，最大サポート圧10 cmH₂O，最小サポート圧2 cmH₂O)で呼吸管理を行った．胸部X線写真で両肺びまん性にすりガラス影，線状影は残るものの透過性の改善を認め(図1b)，安静時SpO₂は90％台を保てるようになった．リハビリテーションを行い，労作時はリザーバーマスク12 LでSpO₂が70％台に低下するものの，30 m程度歩行が可能となった．近医に往診を依頼し，同年6月に自宅退院となった．

2015年4月に近医より呼吸状態が悪化したために紹介受診となり，胸部X線写真で右気胸を認めた．入院にて安静で経過をみていたが，入院第5病日にトイレで排便された際に心室細動を発症し永眠された．死亡後家族の承諾を得て剖検を施行した．

●剖検所見：剖検肺は，右910 g，左860 g，と重量の増加を認めた．図3aに固定後の肉眼的所見を示す．両肺は灰褐色調で，含気はなく，弾性硬で，紙やすり様の断面であった．図3bに組織所見を示す．両肺のほとんどの肺胞腔内には同心円状の層状構造を示す微石を認め，肺胞壁や周囲間質に線維化を認めた．心臓は，右室の拡張および心室中隔の直線化を認めたことから，肺高血圧に伴う肺性心と考えられた．

●解説
肺胞微石症は，常染色体劣性遺伝疾患[1]とされており，日本の検討でも，近親婚家系への集積，高度な水平伝播など常染色体劣性遺伝に合った所見が報告されている[2]．本症例は両親が血族結婚であったが，本症例の子には疾患の発症を認めていない．

本症例は，20歳代前半に肺胞微石症と診断され，当院受診時には約40年経過し，肺性心から右心不全をきたし

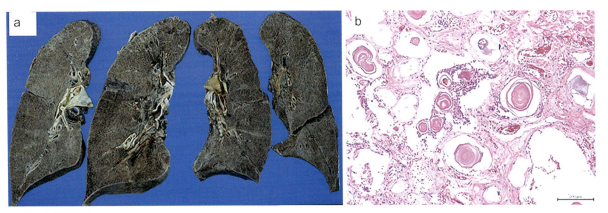

図3 剖検所見
a：肉眼的所見．灰褐色調で，両肺に含気を認めず，表面は紙やすり様であった．
b：組織所見．肺胞腔内に同心円状の層状構造を成す微石を認める．また，周囲間質の線維化を認めた．

ていた．立花らは，本症の病期を，①初期：全肺野の陰影は淡く，特徴的な陰影が明瞭ではない，②進展期：特徴的な陰影が明瞭となるが，経過が緩慢．機能の低下は軽度で，日常生活をほぼ通常どおり行える，③末期：塊状陰影や気腫性嚢胞，線維化などが出現し，呼吸機能が低下し，自覚症状を認める，の3期に分類している[3]．本症例は，受診時に画像所見で全肺野びまん性に線維化を認め，呼吸困難，肺性心を呈していたことから末期に該当し，病勢が緩徐に進行して呼吸不全に陥ったものと思われる．

利尿薬などの投与を行い，右心不全および呼吸状態は改善した．しかしながら，経過の血液ガスでは，Ⅱ型呼吸不全を呈し，睡眠時にNPPVが必要と考え試みた．しかし，吸気圧の調整を行っても装着睡眠時の呼吸困難感が軽減しなかった．ASVは，患者の呼吸の変化に応じて，自動的に圧を調整して，気流の供給が可能な装置とされ，Cheyne-Stokes呼吸を伴う心不全の治療に有用とされる[4]．本症例では，ASVに変更したところ，睡眠時の呼吸困難感が軽減し，睡眠時の呼吸管理をしっかりと行うことができた．

肺胞微石症としては，末期の状態であったが，呼吸管理の進歩により，気胸発症までの約1年間，在宅での生活が可能であった．

■文献

1) Sosman MC, Dodd GD, Jones DW. The familial occurrence of pulmonary alveolar microlithiasis. Am J Roentgenol 1957; **77**: 947-1012
2) 萩原弘一, 立花暉夫, 上甲 剛. 肺胞微石症. 日本臨牀 2008; **12**: 492-501
3) 立花暉夫. 日本における肺胞微石症. 肺と心 1979; **26**: 10-16
4) Teschler H, Döhring J, Wang YM, et al. Adaptive pressure support servo-ventilation: a novel treatment for Cheyne-Stokes respiration in heart failure. Am J Respir Crit Care Med 2001; **164**: 614-619

症例②
診断後約30年の経過で呼吸不全を呈した肺胞微石症の一例

- 症　例：54歳，女性．
- 主　訴：労作時呼吸困難．
- 既往歴：46歳時　副鼻腔炎．
- 喫煙歴：なし．
- 飲酒歴：機会飲酒．
- 家族歴：父親が肝臓癌で死亡．
- 粉塵曝露歴：なし．
- 現病歴：小学校4年生ごろ胸部X線写真で異常を指摘された（詳細不明）．

24歳時に人間ドックにて胸部X線写真で肺のびまん性陰影を指摘されており，某総合病院で肺胞微石症と診断された．以後は特に医療機関受診歴なし．

45歳時に労作時呼吸困難を主訴に当院を初診．Hugh-Jones分類Ⅱ度程度の息切れを認めたが，室内気でのSpO$_2$は97％で，安静時の動脈血ガス分析はPaCO$_2$ 39.7 Torr，PaO$_2$ 81.5 Torrと良好であった．胸部X線写真では両肺にびまん性で下肺野優位の微細粒状陰影を認め，呼吸機能検査では拘束性障害を認めた．以後，外来通院にて経過を観察した．

しばらくは自覚症状も変化なく経過したが，51歳ころからSpO$_2$が90％台前半に低下傾向を認めHugh-Jones分類Ⅲ度の呼吸困難を認めた．胸部X線写真では肺野の縮小傾向を認めた．52歳時より在宅酸素療法を導入した（3 L/min）．その後，うっ血性心不全を併発し，利尿薬を追加し治療していたが，54歳時より労作時呼吸困難と下肢の浮腫が増強し，低酸素血症の悪化（2.5 L/min吸入下にてSpO$_2$ 76％），精査加療目的に入院となった．

- 身体所見：身長152 cm，体重32 kg，体温36.0℃，血圧107/55 mmHg，脈拍102/min，呼吸数30回/min．眼瞼結膜に貧血を認める．眼球結膜に黄染なし．胸部は中央部が陥没しており，漏斗胸様．ラ音や心雑音は聴取しない．肝・脾を触知せず．下肢に軽度の浮腫を認める．
- 検査所見

血液検査：WBC 8,400/μL，RBC 511万/μL，Hb 9.8 g/dL，MCV 71.6 fL，MCH 19.2 pg，MCHC 26.8 g/dL，PLT 35.5万/μL，Alb 3.8 g/dL，LDH 244 IU/L，UA 9.2 mg/dL，CRNN 0.6 mg/dL，CRP＜0.3 mg/dL，血液ガス所見（酸素鼻カニューラ3 L/min）：pH 7.465，PaCO$_2$ 50.1 Torr，PaO$_2$ 55.4 Torr，HCO$_3^-$ 35.2 mmol/L，BE ＋9.7 mmol/L，SaO$_2$ 90.1％．

呼吸機能検査所見（表1）：

胸部単純X線：両肺野にびまん性の微細な粒状陰影を認め，特に下肺野では陰影が強く心陰影や横隔膜陰影が不鮮明となっている．両肺，特に左肺に収縮傾向を認める（図1）．

胸部CT：両側肺野にびまん性の微細粒状陰影（図2a），石灰化陰影（図2b）を認める．

心電図：Ⅱ，Ⅲ，aV$_F$誘導で肺性P波を認め，V$_1$のR波が増高しており，肺性心の所見を認める（図3）．

- 臨床経過：肺性心の悪化が主因と考え利尿薬の投与で経過をみた．下肢の浮腫はやや改善したが，SpO$_2$が低値のまま70％台であり，noninvasive positive airway

表1　呼吸機能検査所見

	45歳時	51歳時
VC	1.51 L	0.89 L
％VC	57.40％	35.10％
TV	0.42 L	0.39 L
FVC	1.52 L	0.85 L
％FVC	57.50％	33.50％
FEV$_1$	1.40 L	0.80 L
FEV$_1$％	92.10％	94.10％
V̇50	3.46 L/sec	1.09 L/sec
V̇25	1.17 L/sec	0.46 L/sec
V̇25/Ht	0.769 L/sec/m	0.30 L/sec/m

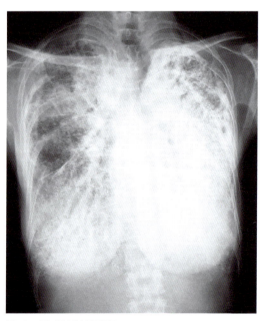

図1　胸部X線写真

　両肺野にびまん性の微細な粒状陰影を認め，特に下肺野では陰影が強く心陰影や横隔膜陰影が不鮮明となっている．両肺、特に左肺に収縮傾向を認める．

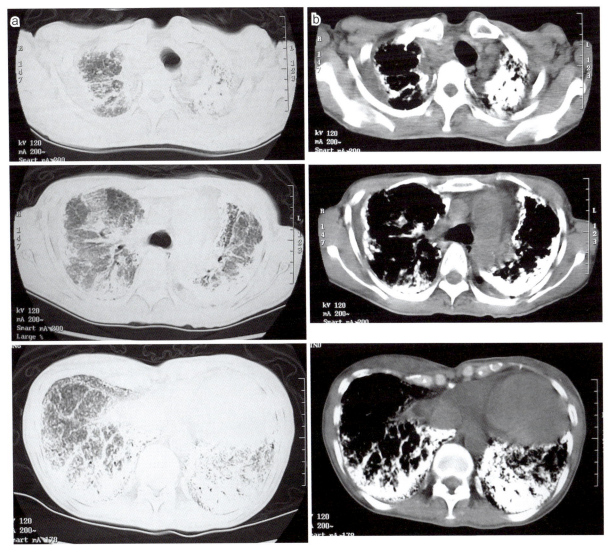

図2 胸部CT
a：肺野条件．両側肺野にびまん性の微細粒状陰影および浸潤陰影を認める．
b：縦隔条件．両肺背側優位に石灰化を認める．

pressure ventilation（NPPV）を導入した．本人の呼吸困難感が強いため，IPAP 6 cmH₂O，EPAP 4 cmH₂O しかかけられなかったが，一時的に酸素化は改善した．しかしその後，胸部X線写真では著変ないものの，SpO₂は徐々に低下し，PaCO₂ は70～80 mmHg 台となった．両下肢の浮腫も持続し，利尿薬の投与にもかかわらず臨床所見の改善は乏しかった．呼吸不全は徐々に進行し，9月下旬にはSpO₂は80％以下の状態で推移し，呼吸不全の悪化により永眠された．

家族の承諾を得て病理解剖を行った．

●剖検所見：剖検所見では両肺の外見は著変ないが，触るとやや硬く，摘出してもあまり虚脱しなかった．左肺620 g，右肺980 g と両肺とも重量を増していた．肺の割面では砂粒状の物質が肉眼で確認され，紙やすりを触るような感触があった．心臓は右心が肥大しており，肺性心が考えられた．組織像ではほぼ全肺胞内に類円形層状の石灰化物質（微石）を認め，一部には骨化も観察された（図4）．肺胞壁はびまん性に線維化をきたし，既存の肺胞構造を破壊していた．線維化は比較的胸膜直下に強くみられ，特に肺尖部に強かった．肺胞内には石灰化物質のほか，多数のマクロファージが観察された．うっ血浮腫も一部で強くみられた．

●解説

本症例も症例①と同様，20歳代で肺胞微石症と診断され，30年の経過で呼吸不全，右心不全に至った症例である．これまで微石の生成機序は不明とされていたが，その疾患責任遺伝子について近年，萩原らにより*SLC34A2*

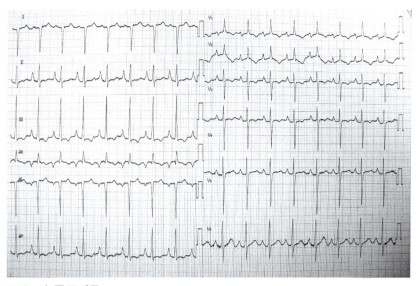

図3　心電図所見
　Ⅱ，Ⅲ，aVFで肺性P波を認め，V₁のR波が増高しており，肺性心の所見を認める．

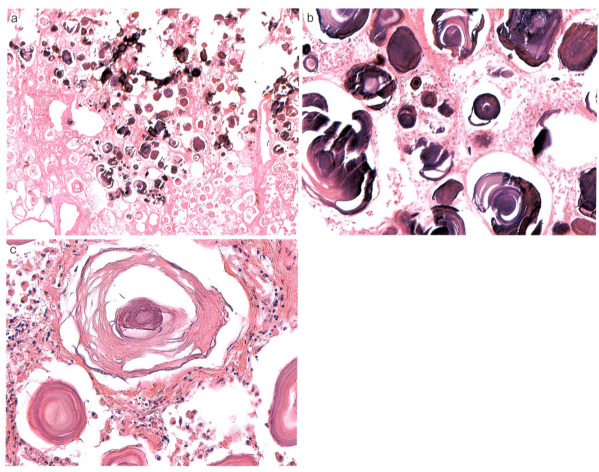

図4　剖検肺組織所見
　a：HE染色（20倍）．
　b：HE染色（100倍）．
　c：HE染色（200倍）．
　全肺胞内に類円形層状の石灰化物質を認めた．

遺伝子が同定された[1]．現時点においては肺移植以外に有効な治療法がなく，本症例もNPPV導入で一時的な呼吸状態の改善をみたものの，徐々に進行する病態に対し有効な治療法は見い出せなかった．今後は病態遺伝子に対する遺伝子治療の開発などが期待される．

■文献

1) Huqun, Izumi S, Miyazawa H, et al. Mutations in the *SLC34A2* gene are associated with pulmonary alveolar microlithiasis. Am J Respir Crit Care Med 2007; **175**: 263-268

第2章
閉塞性細気管支炎

A 臨床像

1. 背景

閉塞性細気管支炎（bronchiolitis obliterans：BO）とは，特発性もしくは様々な原因により，小気管支から膜性細気管支の内腔が肉芽組織や線維組織によって著しい狭窄・閉塞が起こった状態である．細気管支の閉塞性変化は非可逆的であり，臨床的に呼吸不全を伴うなどBOの予後はいまだ極めて不良である[1,2]．骨髄移植や心肺移植などの移植医療の進歩に伴いBOの合併が報告されるようになった．そうしたなか，BOの病態を深く理解してBOという疾患への広い認識をBOの診療にかかわる医師へ促すために，2003～2004年に厚生労働科学研究費補助金難治性疾患政策研究事業「びまん性肺疾患に関する調査研究」班において，日本初のアンケート全国調査がなされた．その基礎情報をもとに，呼吸器領域を専門とする臨床医・放射線画像診断医・病理医からなる多専門的チーム（multidisciplinary team）が構成されて，病理診断がなされたBO症例に対して詳細な症例解析を実施することになった．病理診断が行えた症例集積のために二次アンケート調査が行われた．アンケート送付病院1,815病院からアンケート回答が得られた595部門から，病理確定のBO症例数が93症例あるという回答が得られた．臨床診断に基づくBO症例が384症例であったことからもBOに対する組織生検の困難さがうかがえた．そのなかで，臨床・画像・病理による集学的・多専門的アプローチ（multidisciplinary approach）を実施して，BOの診断と特徴に関する評価が行えた15例を「第2章-D. 症例提示」に提示することができた．

2. 臨床症状

BOをきたす代表的な関連疾患を表1にあげる．発症の機序は多様であることが考えられている[3～9]．

「第2章-D. 症例提示」のなかでは，健康食品摂取（Sauropus androgynus），関節リウマチ，Sjögren症候群，扁平苔癬，Stevens-Johnson症候群，悪性リンパ腫，骨髄移植，肺移植を基礎疾患とするBOが提示された．BOを発症する可能性が示された上記の原疾患を考えると，自己免疫異常を起因とする機序が推察されるが原因は特定できていない．本疾患の発症初期は無症状であることが多いため疾患の合併を念頭に置き下記の検査を用いて評価することがなければ診断は困難である．進行するに従って，息切れ，乾性咳嗽，労作時呼吸困難が出現する．提示されている症例でも，その多くは労作時の呼吸困難を主訴に精査が開始されていることが多い．これは後述されるconstrictive bronchiolitisというBOに特徴的な病理所見に伴う気流制限が原因と考えられる[10]．さらに病期が進行すると，細気管支閉塞部位より中枢の気管支拡張や繰り返す気道感染，胸腔内圧上昇による気胸・縦隔気腫などを合併することがある．原因疾患の発症からBOの発症までの期間は様々であるため，BOを発症する可能性が示された上記の原疾患を有する症例を診療する場合に，原因が特定できない進行する呼吸器症状を呈した場合にはBOを鑑別疾患にあげることが重要と考えられた．提示された症例での症状発現から転帰までの観察期間は，中央値64.7ヵ月（range：4.0～206.7ヵ月）であった．

3. 診断

本疾患は細気管支内腔の狭窄あるいは閉塞により，air trapが生じて，肺の過膨張が引き起こされるため，発症時には呼吸機能検査上，1秒率の低下，残気量の増加ならびに末梢気道障害を反映して，$\dot{V}_{50}/\dot{V}_{25}$の上昇，最大中間呼気速度の低下などの閉塞性換気障害を認める．また，BOの画像診断では，高分解能CTの吸気・呼気相撮影が有用であるとされている．これは，狭窄・閉塞している細気管支領域でのair trapを反映してモザイク様となり，呼気時に増強する．しかし，このモザイクパターンは，BOに特異的な所見ではなく，気管支喘息，肺血栓塞栓症，その他の細気管支病変による気道狭窄をきたす疾患でもみられる．BOの確定診断には，外科的肺生検が大変重要であるが，患者の全身状態ならびに低肺機能のため

表1　BOをきたす代表的な原因
特発性（原因の特定できないもの）
感染症（アデノウイルス，RSウイルス，マイコプラズマ）
吸入ガス・粉じん（二酸化窒素，二酸化硫黄，アスベスト，硅素）
健康食品（Sauropus androgynus）
膠原病（関節リウマチ，Sjögren症候群）
リンパ腫（臓器移植を伴わない）
臓器移植（骨髄，肺，心肺）
薬剤反応（ペニシラミン）
皮膚疾患（Stevens-Johnson症候群，扁平苔癬）
びまん性細気管支神経内分泌細胞過形成

に手術が不可能であることが少なくない．そこで国際心肺移植学会は，肺移植後のBOの早期診断に対して閉塞性細気管支炎症候群（bronchiolitis obliterans syndrome：BOS）の概念を提唱し，主に呼吸機能検査による診断基準（FEV_1，FEF 25〜75％のベースラインからの変化率）を設け，早期の診断・治療を試みている[12,13]．またHasegawaらは，肺血流・換気シンチグラフィがBOの早期診断に有用であると報告している[3]．これは病変部において肺換気および血流シンチグラフィで多発性陰影欠損を認めるというもので，実施可能な症例においては，有用な検査のひとつと考えられる．

4．治療

BOという疾患はまれな疾患であり，また，概念が十分浸透していなかった背景から，BOの治療薬で保険収載薬はないが，BOの病態上治療効果が期待されうる処方例，ならびに研究レベルで報告されている治療について以下に記載する．

BOの治療法としては，過剰の免疫応答を抑制する目的で，ステロイド，カルシニューリン阻害薬，アザチオプリン，mTOR阻害薬（シロリムス），抗胸腺細胞グロブリン療法などが行われてきたが，20％未満の奏効率で，約70％の患者が3年以内に死亡する[13,14]．また，これら薬剤の副作用も大きな問題である．近年，より副作用の少ない少量マクロライド療法[15]，ロイコトリエン受容体拮抗薬[16]，N-アセチルシステイン薬（N-acetyl cysteine：NAC）[17]，吸入ステロイド[18]，ステロイドとアドレナリンβ刺激薬の吸入配合薬（ブデソニド／ホルモテロール）[19]，吸入コリン薬（チオトロピウム）[20]など自覚症状，呼吸機能の安定化あるいは改善をもたらすといった報告がされてきた．さらに，早期BOに対して，吸入シクロスポリン，アジスロマイシンの有用性が報告されており，治療後の1秒量あるいは予後の改善が得られている[21,22]．最近では，造血幹細胞移植後のBOに対して，吸入ステロイド（フルチカゾン），アジスロマイシンならびにロイコトリエン受容体拮抗薬や，吸入配合薬（ブデソニド／ホルモテロール），ロイコトリエン受容体拮抗薬ならびにNACによる3剤併用療法が自覚症状，呼吸機能の改善をもたらしたとする報告もみられる[23,24]．動物実験モデルにおけるピルフェニドンやタクロリムスなどの有用性を示す報告もみられるが，ヒトでの有効性は定かではない[25,26]．さらに，ヒトの気道平滑筋細胞を用いたin vitroの実験では，NACがBO形成に深く関与するIL-17誘導のIL-8を抑制することが報告されている[27]．

一方，リモデリング期における細気管支の閉塞性変化は非可逆的であり，これら内科的薬物治療に限界がみられるなか，重症例では肺移植の適応となる．日本では脳死ドナーの数が少なく，生体肺移植のほうが多く実施されている．日本の肺移植適応疾患として最も多いのが，特発性肺動脈性肺高血圧症であり，次いでリンパ脈管筋腫症，特発性間質性肺炎，4番目に多いのがBOである．しかしながら，肺移植後の最も頻度の高い死亡原因として移植後6ヵ月以降に起こりやすい慢性移植片対宿主病（graft versus host disease：GVHD）に伴うBOがあり，いまだ解決できない大きな問題となっている[28]．

したがって，BOの治療法は，確立されたものはなく，移植後のBO患者を中心に早期治療介入ならびに予防が重要である．肺移植が不可能な患者においては，慢性閉塞性肺疾患（COPD）に準じた治療が選択されているのが現状である．

a．薬物療法

1）急性発症時

メチルプレドニゾロン1回500〜1,000 mg 1日1回静脈注射，3日間投与する．その後，ステロイド内服1回1 mg/kg 1日1回で開始し漸減する．

2）症状安定期

COPDの治療の基本薬剤である長時間作用性吸入気管支拡張薬（長時間作用性抗コリン薬：LAMA，あるいは長時間作用性β_2刺激薬：LABA）を吸入させる．

3）症状増悪時

①呼吸困難感が強い場合や増悪を繰り返す場合：吸入ステロイド，ステロイド内服のいずれか，あるいは併用する．

②喀痰症状が強い場合や感染を繰り返す場合：少量マクロライド療法と去痰薬を併用する．

③細菌感染の合併が疑われる場合：軽症例では経口抗菌薬内服，重症例では合併症のリスクを鑑みて点滴抗菌薬の投与を行う．いずれにおいても，抗菌薬投与前に喀痰検査や血液培養などの菌検索を行う．

b．酸素療法

慢性呼吸不全に対する保険適用に準じて在宅酸素療法を行う．その他，患者の状況に応じて，非侵襲的酸素療法（noninvasive positve pressure ventilation：NPPV）や気管切開下に陽圧換気を行う侵襲的換気療法（tracheal intermittent positive pressure ventilation：TIPPV）を導入する．

■文献

1) Barker AF, Bergeron A, Rom WN, et al. Obliterative bronchiolitis. N Engl J Med 2014; **370**: 1820-1828
2) Verleden SE, Sacreas A, Vos R, et al. Advances in understanding bronchiolitis obliterans after lung transplantation. Chest 2016; **150**: 219-225
3) Hasegawa Y, Shimokata K, Ichiyama S, et al. Constric-

tive bronchiolitis obliterans and paraneoplastic pemphigus. Eur Respir J 1999; **13**: 934-937
4) Oonakahara K, Matsuyama W, Higashimoto I, et al. Outbreak of Bronchiolitis obliterans associated with consumption of Sauropus androgynus in Japan--alert of food-associated pulmonary disorders from Japan. Respiration 2005; **72**: 221
5) Homma S, Sakamoto S, Kawabata M, et al. Comparative clinicopathology of obliterative bronchiolitis and diffuse panbronchiolitis. Respiration 2006; **73**: 481-487
6) van Rooy FG, Rooyackers JM, Prokop M, et al. Bronchiolitis obliterans syndrome in chemical workers producing diacetyl for food flavorings. Am J Respir Crit Care Med 2007; **176**: 498-504
7) 西原智恵, 片平雄之, 野上裕子, ほか. 悪性リンパ腫の化学療法後に呼吸不全が進行し, 閉塞性細気管支炎と診断された1例. 日呼吸会誌 2014; **3**: 281-286
8) Sugino K, Hebisawa A, Uekusa T, et al. Histopathological bronchial reconstruction of human bronchiolitis obliterans. Pathol Int 2011; **61**: 192-201
9) Sugino K, Hebisawa A, Uekusa T, et al. Bronchiolitis obliterans associated with Stevens-Johnson Syndrome: histopathological bronchial reconstruction of the whole lung and immunohistochemical study. Diagn Pathol 2013; **8**: 134
10) Travis WD. Non-Neoplastic Disorders of the Lower Respiratory Tract (Atlas of Nontumor Pathology). American Registry of Pathology, Wanshington DC, 2002
11) Estenne M, Maurer JR, Boehler A, et al. Bronchiolitis obliterans syndrome 2001: an update of the diagnostic criteria. J Heart Lung Transplant 2002; **21**: 297-310
12) Stewart S, Fishbein MC, Snell GI, et al. Revision of the 1996 working formulation for the standardization of nomenclature in the diagnosis of lung rejection. J Heart Lung Transplant 2007; **26**: 1229-1242
13) Chien JW, Duncan S, Williams KM, et al. Bronchiolitis obliterans syndrome after allogeneic hematopoietic stem cell transplantation-an increasingly recognized manifestation of chronic graft-versus-host disease. Biol Blood Marrow Transplant 2010; **16**: S106-S114
14) Barker AF, Bergeron A, Rom WN, et al. Obliterative bronchiolitis. N Engl J Med 2014; **370**: 1820-1828
15) Benden C, Boehler A. Long-term clarithromycin therapy in the management of lung transplant recipients. Transplantation 2009; **87**: 1538-1540
16) Verleden GM, Verleden SE, Vos R, et al. Montelukast for bronchiolitis obliterans syndrome after lung transplantation: a pilot study. Transpl Int 2011; **24**: 651-656

17) Shohrati M, Aslani J, Eshraghi M, et al. Therapeutics effect of N-acetyl cysteine on mustard gas exposed patients: evaluating clinical aspect in patients with impaired pulmonary function test. Respir Med 2008; **102**: 443-448
18) Bashoura L, Gupta S, Jain A, et al. Inhaled corticosteroids stabilize constrictive bronchiolitis after hematopoietic stem cell transplantation. Bone Marrow Transplant 208; **41**: 63-67
19) Bergeron A, Chevret S, Chagnon K, et al. Budesonide/Formoterol for bronchiolitis obliterans after hematopoietic stem cell transplantation. Am J Respir Crit Care Med 2015; **191**: 1242-1249
20) 松山 航, 山元滋樹, 町田健太朗, ほか. チオトロピウムが著効した臨床的に診断した閉塞性細気管支炎の1例. 日呼吸会誌 2006; **44**: 404-409
21) Iacono AT, Johnson BA, Grgurich WF, et al. A randomized trial of inhaled cyclosporine in lung-transplant recipients. N Engl J Med 2006; **354**: 141-150
22) Vanaudenaerde BM, Meyts I, Vos R, et al. A dichotomy in bronchiolitis obliterans syndrome after lung transplantation revealed by azithromycin therapy. Eur Respir J 2008; **32**: 832-843
23) Williams Kirsten, Cheng GS, Pusic I, et al. Fluticasone, azithromycin, and montelukast treatment for new-onset bronchiolitis obliterans synddrom after hematopoietic cell transplantation. Biol Blood Marrow Transplat. 2015; **22**; 710-716
24) Kim SW, Rhee CK, Kim YJ, et al. Therapeutic effect of budesonide/formoterol, montelkast and N-acetylcysteine for bronchiolitis obliterans syndrome after hematopoietic stem cell transplantation. Respir Res 2016; **17**: 63
25) McKane BW, Fernandez F, Narayanan K, et al. Pirfenidone inhibits obliterative airway disease in a murine heterotopic tracheal transplant model. Transplantation 2004; **77**: 664-669
26) Hollmen M, Tikkanen JM, Nykanen AI, et al. Tacrolimus treatment effectively inhibits progression of obliterative airway disease even at later stages of disease development. J Heart Lung Transplant 2008; **27**: 856-864
27) Wuyts WA, Vanaudenaerde BM, Dupont LJ, et al. N-acetylcysteine inhibits interleukin-17-induced interleukin-8 production from human airway smooth muscle cells: a possible role for anti-oxidative treatment in chronic lung rejection? J Heart Lung Transplant 2004; **23**: 122-127
28) 伊達洋至. 肺移植と閉塞性細気管支炎. 医学のあゆみ 2010; **232**: 253-256

画像所見

閉塞性細気管支炎は，種々の原因によって生じる呼吸細気管支から膜性細気管支壁の破壊性病変あるいは気道壁の線維化により高度の呼吸機能障害を呈する進行性の予後不良性疾患である．最近の蛇沢らの検討によれば関節リウマチでは，閉塞性細気管支炎の一型として cellular destructive bronchiolitis（CDB）がみられ，constricitve bronchiolitis とは異なった病理像を呈する[1]．その他の疾患でみられる閉塞性細気管支炎との画像的相違は十分明らかになっていない．本症例シリーズには CDB の例は含まれなかった．

閉塞性細気管支炎は，気道壁の線維化がみられ，びまん性汎細気管支炎（diffuse panbronchiolitis：DPB）などの細胞浸潤を主体とする細気管支炎とは異なる形態を示す．画像所見も細胞性細気管支炎とは異なった形態的特徴を示す．

1．胸部 X 線写真

胸部 X 線写真では，肺の含気増加による肺容積の増加と透過性亢進がその所見の主体になり，細気管支炎による肺の異常陰影は目立たないのが普通である．すなわち比較的細胞浸潤に乏しい細気管支炎自体は異常陰影を示さず，その結果生じた air trap による肺の含気増加が前面に出てくることになる．肺の透過性亢進は，肺の異常陰影をさらに目立たなくする．肺の含気増加は，横隔膜の低位平坦化，側面像における胸骨後部 retrosternal area の著明化と透過性亢進などの所見として示される（「第2章-D-症例⑥」図2，「第2章-D-症例⑩」図3参照）．

2．胸部 CT

胸部 CT でも，細気管支炎自体の所見である小葉中心性粒状陰影や分岐状陰影は DPB などの細胞性細気管支炎に比べて目立たない．しかし，細気管支レベルの閉塞性病変に肺の吸収値の低下，air trap によるモザイク様所見（「第2章-D-症例③」図1参照），中層部から中枢部気管支の壁肥厚を伴う拡張などがその所見の主体となる（「第2章-D-症例⑦」図2, 図4参照）[2〜6]．もちろん感染などを合併するとコンソリデーションやすりガラス影を示す．

a．モザイク様所見と air trap

細気管支病変により air trap が生じると病変のある細気管支の支配域（主に小葉単位）の肺実質の吸収値が低下して（黒く）みえる．正常または正常に近い肺と混在して白い部分と黒い部分が混在してみえる．これを mosaic appearance（モザイク様所見）と称する．透過性の亢進した領域内部では，肺血管陰影が狭小化してみえる．モザイク様所見を解析する場合には，考慮すべきことが2つある．ひとつは，モザイク様所見は，気道病変のみならず肺高血圧症などの血管病変でも認められる点である．気道病変が存在し，その領域での換気が減少すればその領域の血管に攣縮がみられ，血管病変が存在し血流が低下すれば気道に攣縮がみられ換気も低下する．これは肺の換気血流不均等を減少させる一種の生体防護機構のひとつであり，換気と血流は相互に関連していることに注意すべきである．また，モザイク様所見にみえても小葉単位で肺病変に強弱がある場合，透過性のより高い小葉が病変がより強く，病変の軽度は小葉がより透過性が低下していない場合もありうる点に注意が必要である．このような場合，透過性の低い細気管支炎病変による air trap の存在を証明する方法として，呼気 CT があげられる．気道病変が存在すれば，呼気 CT で，正常に近い肺（小葉）の透過性は低下し（白く）みえるのに対して，気道病変の存在する部分では肺（小葉）の含気はあまり変わりがなくモザイク様所見がより強調された画像になる．また，透過性の変化しない部位（小葉）の容積は変化が少ないので相対的に他の部位に比べて容積が大きくみえる．air trap の程度は，病変の進行度合いと相関する[7〜9]．呼気 CT による肺野 CT 値の変化を定量的に扱うことにより病変の評価が可能になる[10]．病変を定量的に扱うのに，非放射性 Xe の吸入下の有用性も報告されている[11]．病変の早期発見には呼吸機能検査のほうが CT より優れている[12]．呼気 CT の air trap を評価する場合に重要なのは，喫煙者や大気汚染地区の居住者では，肺底部 S^{10} などに軽度の air trap がみられることはまれではなく air trap があってもその意味づけには慎重な態度が要求される．

b．中層部から中枢部気管支の拡張と壁肥厚

本疾患では，主に進行期に末梢細気管支病変の閉塞性病変の結果，それより中枢の中層部から中枢部気道壁の肥厚と拡張性変化がみられる．末梢細気管支炎自体を直接に反映する画像所見が乏しくむしろ中層部から中枢部気道壁の拡張と壁肥厚が前景に立つ例が多い．気管支拡張の判断基準としては，一般的に Naidich らによる診断

基準[13]が用いられることが多い．これは気管支の内腔が並走する肺動脈径よりも太い場合に気管支拡張があると判断するものであるが，あくまで並走する血管径との比較であり血管病変の有無にも影響を受けるので必ずしも満足できる診断基準ではないとされる．中層部から中枢部気道病変の形成には，併存する感染症も関連している可能性がある．

c. air leakage syndrome [14]

BOないし組織所見で確認を得られていないbronchiolitis obliterans syndrome（BOS）で，骨髄移植後に気胸や縦隔気腫が発生するair leakage syndromeが記載されている．

■文献

1) Sugino K, Hebisawa A, Uekusa T, et al. Histopathological bronchial reconstruction of human bronchiolitis obliterans. Pathol Int 2011; **61**: 192-201
2) Ng YL, Paul N, Patsios D, et al. Imaging of lung transplantation: review. AJR Am J Roentgenol. 2009; **192** (3 Suppl): S1-S13
3) Gunn ML, Godwin JD, Kanne JP, et al. High-resolution CT findings of bronchiolitis obliterans syndrome after hematopoietic stem cell transplantation. J Thorac Imaging 2008; **23**: 244-250
4) Waitches GM, Stern EJ. High-resolution CT of peripheral airways diseases. Radiol Clin North Am 2002; **40**: 21-29
5) Worthy SA, Müller NL. Small airway diseases. Radiol Clin North Am 1998; **36**: 163-173
6) Aquino SL, Webb WR, Golden J. Bronchiolitis obliterans associated with rheumatoid arthritis: findings on HRCT and dynamic expiratory CT. J Comput Assist Tomogr 1994; **18**: 555-558
7) Choi YW, Rossi SE, Palmer SM, et al. Bronchiolitis obliterans syndrome in lung transplant recipients: correlation of computed tomography findings with bronchiolitis obliterans syndrome stage. J Thorac Imaging 2003; **18**: 72-79
8) Miller WT Jr, Kotloff RM, Blumenthal NP, et al. Utility of high resolution computed tomography in predicting bronchiolitis obliterans syndrome following lung transplantation: preliminary findings. J Thorac Imaging 2001; **16**: 76-80
9) Ng CS, Desai SR, Rubens MB, et al. Visual quantitation and observer variation of signs of small airways disease at inspiratory and expiratory CT. J Thorac Imaging 1999; **14**: 279-285
10) Kim HG, Shin HJ, Kim YH, et al. Quantitative computed tomography assessment of graft-versus-host disease-related bronchiolitis obliterans in children: a pilot feasibility study. Eur Radiol 2015; **25**: 2931-2936
11) Goo HW, Yang DH, Hong SJ, et al. Xenon ventilation CT using dual-source and dual-energy technique in children with bronchiolitis obliterans: correlation of xenon and CT density values with pulmonary function test results. Pediatr Radiol 2010; **40**: 1490-1497
12) Konen E, Gutierrez C, Chaparro C, et al. Bronchiolitis obliterans syndrome in lung transplant recipients: can thin-section CT findings predict disease before its clinical appearance? Radiology 2004; **231**: 467-473
13) McGuinness G, Naidich DP, Leitman BS, et al. Bronchiectasis: CT evaluation. AJR Am J Roentgenol 1993; **160**: 253-259
14) Franquet T, Rodríguez S, Hernández JM, et al. Air-leak syndromes in hematopoietic stem cell transplant recipients with chronic GVHD: high-resolution CT findings. J Thorac Imaging 2007; **22**: 335-340

病理所見

閉塞性細気管支炎は両肺びまん性に，主として小気管支から細気管支（まれに中枢気管支）をおかし，気道閉塞を引き起こす疾患である．帰属する肺胞領域の変化はわずかである．

1．閉塞性細気管支炎の表記

閉塞性細気管支炎の英語表記には，臨床や病理表記が混在し，オリジナルの定義は微妙に違う部分があるが，bronchiolitis obliterans, obliterative bronchiolitis, constrictive bronchiolitis, constrictive bronchiolitis obliterans, small airway disease などがある[1〜3]．このうち bronchiolitis obliterans（BO）は日本では広く用いられてきた用語である．

2．病理学的特徴

BO の病理所見は constrictive type：constrictive bronchiolitis として記載されている[1〜3]．持続性の気道上皮傷害による慢性反応によるもので，自己免疫疾患[4]や移植関連病変[5,6]などでよくみられる．気道粘膜上皮が壊死もしくは剥離し，気道壁から内腔に向かってフィブリン・炎症細胞の滲出，泡沫状組織球の集簇が認められるほか，時間を追うに従って肉芽組織や線維化が形成される．小円形細胞浸潤は，症例によって高度な症例もあるが，線維化に至った状況では軽度な浸潤がみられるのみである．これら病変によって気道内腔が狭窄・閉塞される．気道周囲の肺胞への炎症波及は通常は軽微である．

constrictive bronchiolitis は両肺びまん性に病変が形成されるが，巣状・散在性であり，病変間に著変のない気道が介在する．さらには前述のとおり，気道壁・周囲の炎症が軽いため，HE 染色のみでは閉塞性病変を見逃す危険性が高い．特に，線維瘢痕化により完全に閉塞した細気管支は，単に微小な線維化巣と見誤られる可能性がある．そのため診断には，弾性線維染色（Elastica Masson Goldner 染色または Elastica van Gieson 染色）で肺動脈に伴走する気道を確認し気道腔の病変を詳細に検討すべきである（「第2章-D-症例⑩」図6参照）．

BO には，ウイルス感染や化学物質吸入[7,8]での気管支傷害後に早期にみられる proliferative type としての別の病理分類も以前にはみられた[2,8]．これは気道の上皮や基底膜傷害の炎症滲出後の器質化で，気道内腔をほぼ占拠するポリープ状の肉芽組織で，細気管支の一過性の傷害からの活動性治癒過程の場合である．しかし，proliferative type の器質化病変は呼吸細気管支内腔から肺胞腔にまで連続するため，器質化肺炎を伴う閉塞性細気管支炎（bronchiolitis obliterans organizing pneumonia：BOOP）・特発性器質化肺炎（cryptogenic organizing pneumonia：COP）と異同の問題もあり，現在では臨床・病理学的な BO の分類として使用されない傾向にある．

3．endobronchiolitis obliterans と cellular destructive bronchiolitis

BO の確定には病理組織学的診断が決定的な役割を果たすが，経気管支肺生検で有意な所見が得られる頻度は低く，外科的肺生検が必要となることが多い．臨床的には高度な閉塞性障害がみられても，検体に含まれる細気管支のうち，病変は一部であったりするし，一方で重度の喫煙者などでは，ある程度の気管支上皮下の線維化が普通にみられるので注意が必要である[5]．

近年，杉野，蛇沢らは，9例の BO の constrictive bronchiolitis の病理像検討で，気道壁の弾性線維や平滑筋は保たれ破壊所見が乏しく病変の主座が気道粘膜・内腔を主体とする endobronchiolitis obliterans（EBO）病変6例と気道の炎症・破壊が強く平滑筋や弾性線維の消失傾向の cellular destructive bronchiolitis（CDB）3例の2タイプに分ける報告をしている．EBO 病変は前述の constrictive bronchiolitis とほぼ一致した病型であり，膜性細気管支主体の病変分布が断続的で，末梢の呼吸細気管支への炎症波及は乏しい．他方，CDB では気道炎症は気道全層から周囲肺胞領域に及びやすく，膜性細気管支主体の狭窄病変分布が連続的で末梢の気道まで波及すると記載している[9]．

以下に閉塞性細気管支炎の病因リストを示すが，「第2章-D．症例提示」で取りあげた15例をそれぞれ臨床背景から推定される関連病因部位に追記した．

＜閉塞性細気管支炎の病因＞
1：移植関連 transplantation（rejection, graft-versus-host disease）
肺移植，骨髄移植[5,6]＜症例①＞＜症例②＞＜症例③＞

2：結合組織病 systemic connective tissue disease [4]
rheumatoid arthritis [4] ＜症例④＞＜症例⑤＞＜症例⑥＞＜症例⑦＞，Sjögren syndrome＜症例⑧＞＜症例⑨＞，systemic lupus erythematosus, eosinophilic fasciitis, scleroderma, ankylosing spondylitis, lichen planus＜症例⑩＞

3：paraneoplastic syndromes
paraneoplastic pemphigus [10]（malignant lymphomas＜症例⑪＞，Castleman disease, lichen planus＜症例⑩＞）

4：炎症性腸疾患 inflammatory bowel disease

5：薬剤性 drugs
penicillamine＜症例④＞，cocaine, gold, chemotherapeutic agents（lomustine, 5-fluorouracil）

6：Stevens-Johnson syndrome [11] ＜症例⑫＞

7：Sauropus androgynus ingestion [12] ＜症例⑬＞＜症例⑭＞＜症例⑮＞

8：感染性器質化 organizing infectious exudates
adenoviruses, respiratory syncytial virus, influenza virus, measles virus, *Mycoplasma* [7]，酸化窒素 nitrogen dioxide（silo-filler's disease サイロ病）[13]

9：化学ヒューム吸入 chemical fume inhalation
ジアセチル diacetyl（popcorn lung）[14]，塩化チオニル thionyl chloride（リチウム電池製造）[15]，ホスゲン・硫黄マスタード phosgene・sulphur mustard（戦争ガス）[16]，fire fumes

10：idiopathic（含む diffuse idiopathic neuroendocrine cell hyperplasia）

■文献
1) Gosink BB, Friedman PJ, Liebow AA. Bronchiolitis obliterans. Roentgenologic-pathologic correlation. Am J Roentgenol Radium Ther Nucl Med 1973; **117**: 816-832
2) Colby TV. Bronchiolitis. Pathologic considerations. Am J Clin Pathol 1998; **109**: 101-109
3) Wright JL, Cagle P, Churg A, et al. Diseases of the small airways. Am Rev Respir Dis 1992; **146**: 240-262
4) Geddes DM, Corrin B, Brewerton DA. Progressive airway obliteration in adults and its association with rheumatoid disease. Q J Med 1977; **46**: 427-444
5) Grossman EJ, Shilling RA. Bronchiolitis obliterans in lung transplantation: the good, the bad, and the future. Transl Res 2009; **153**: 153-165
6) Sato M, Keshavjee S. Bronchiolitis obliterans syndrome: alloimmune-dependent and -independent injury with aberrant tissue remodeling. Semin Thorac Cardiovasc Surg 2008; **20**: 173-182
7) Becroft DM. Bronchiolitis obliterans, bronchiectasis, and other sequelae of adenovirus type 21 infection in young children. J Clin Pathol 1971; **24**: 72-82
8) Epler GR, Colby TV. The spectrum of bronchiolitis obliterans. Chest 1983; **83**: 161-162
9) Sugino K, Hebisawa A, Uekusa T, et al. Histopathological bronchial reconstruction of human bronchiolitis obliterans. Pathol Int 2011; **61**: 192-201
10) Chin AC, Stich D, White FV, et al. Paraneoplastic pemphigus and bronchiolitis obliterans associated with a mediastinal mass: a rare case of Castleman's disease with respiratory failure requiring lung transplantation. J Pediatr Surg 2001; **36**: E22
11) Shah AP, Xu H, Sime PJ, et al. Severe airflow obstruction and eosinophilic lung disease after Stevens-Johnson syndrome. Eur Respir J 2006; **28**: 1276-1279
12) Lai RS, Chiang AA, Wu MT, et al. Outbreak of bronchiolitis obliterans associated with consumption of Sauropus androgynus in Taiwan. Lancet 1996; **348**: 83-85
13) Fleetham JA, Munt PW, Tunnicliffe BW. Silo-filler's disease. Can Med Assoc J 1978; **119**: 482-484
14) Galbraith D, Weill D. Popcorn lung and bronchiolitis obliterans: a critical appraisal. Int Arch Occup Environ Health 2009; **82**: 407-416
15) Konichezky S, Schattner A, Ezri T, et al. Thionyl-chloride-induced lung injury and bronchiolitis obliterans. Chest 1993; **104**: 971-973
16) Dompeling E, Jobsis Q, Vandevijver NM, et al. Chronic bronchiolitis in a 5-yr-old child after exposure to sulphur mustard gas. Eur Respir J 2004; **23**: 343-346

症例提示

症例①
前駆 B リンパ芽球性白血病/リンパ腫に対する臓器移植（骨髄）に伴う閉塞性細気管支炎の一例

- **症　例**：19歳，女性．
- **主　訴**：労作時呼吸困難．
- **現病歴**：10歳時に前駆 B リンパ芽球性白血病/リンパ腫と診断され，化学療法後，同種骨髄移植を実施した．1年後リンパ腫が再発したため，化学療法後同種骨髄移植を再度実施．2回目の骨髄移植後1年経過時点で，肺移植片対宿主病（graft versus host disease：GVHD）を発症し，当院コンサルトとなった．

- **検査所見**

呼吸機能検査では，VC 1.26 L，%VC 39.9%，FEV_1 0.57 L，%FEV_1 24.2%．

動脈血ガス分析（室内気）では，pH 7.356，$PaCO_2$ 49.6 Torr，PaO_2 73.4 Torr．

- **臨床経過**：肺 GVHD に対して免疫抑制薬による治療を行った．肺 GVHD 発症6ヵ月後にリンパ腫を再発し，化学療法を実施．再発6ヵ月後に労作時呼吸困難が増強し，臨床的に移植後 BO と診断された．呼吸不全に対し吸入気管支拡張薬と在宅酸素療法を導入した．BO 診断2年9ヵ月後に両側生体部分肺移植（右：父右下葉，左：母左下葉）を施行した．経口ステロイドおよび免疫抑制薬による治療を行っていたが，肺移植後17ヵ月後に上咽頭 malignant lymphoma extranodal marginal zone B-cell lymphoma of MALT type を発症した．化学療法を施行するも14ヵ月後永眠された．最初の骨髄移植から8年，肺移植後2年6ヵ月後であった．

BO の転帰は死亡で，BO 発現日から転帰までの日数は1,940日であった．

- **画像所見**：図1〜2．
- **病理所見**：図3〜5．

- **考察**

本症例は，骨髄移植に伴う BO の一例である．移植後 GVHD に対する治療の経過中に労作時呼吸困難が出現した．自家（autologous）造血幹細胞移植と比較して，同種（allogeneic）造血幹細胞移植は BO の発症リスクであることが報告されている[1]．本症例においても，胸部 CT において呼気時の撮影を加えることによって air trap の所見が増強していることが認められる．著明な混合性障害を呼吸機能検査で認め，この時点で BOS と診断．本症例は，両肺移植がなされた．切除肺では，BO に特徴的な constrictive bronchiolitis 所見を認めた．本疾患では，肺移植後の BO の発症は確認されていない．

■文献

1) Soubani AO, Uberti JP. Bronchiolitis obliterans following haematopoietic stem cell transplantation. Eur Respir J 2007; **29**: 1007-1019

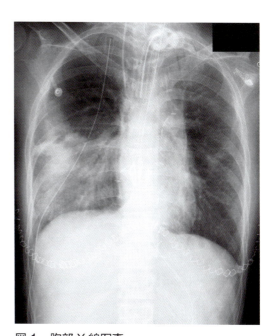

図1　胸部 X 線写真
　両側肺門は挙上．右肺下肺野に浸潤影を認める．

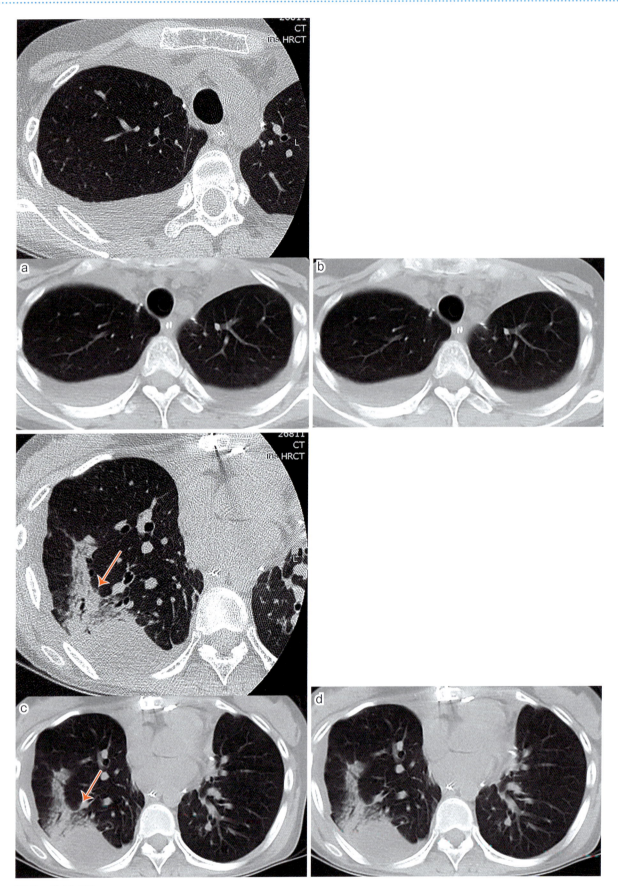

図2 胸部 CT
a・c：吸気，b・d：呼気．肺野は過膨張を示しているが，両側胸水を伴っている．右下葉には浸潤影を認め，肺炎併発を疑う（→）．

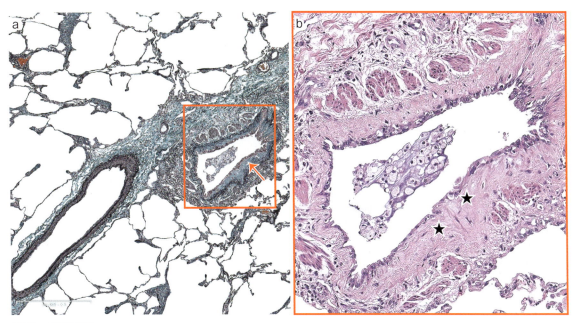

図3　病理所見
　a：Elastica Masson Goldner 染色 中拡大．細気管支壁の内腔側が，一部肥厚している所見（→）がみられる．
　b：HE 染色 強拡大（a の赤枠部位）．気管支上皮下に炎症細胞浸潤が乏しい肥厚した線維化所見（★）がみられる．上皮の剝離は目立たない．

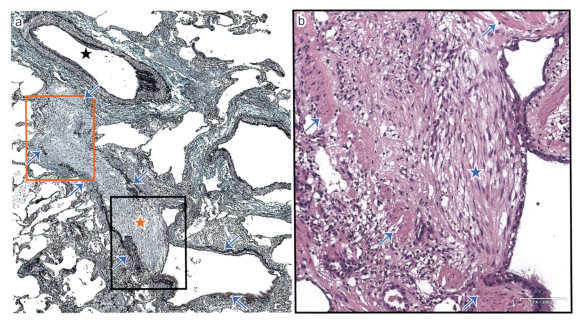

図4　病理所見
　a：Elastica Masson Goldner 染色 弱拡大．弾性線維，平滑筋の位置（→）からは，肺動脈（★）と比べやや拡張傾向もある気管支の内腔の半分（★）は線維性に閉塞している．
　b：HE 染色 中拡大（a の黒枠部位）．平滑筋（→）で囲まれた気管支内腔は炎症細胞浸潤を伴い線維性に閉塞している．より内腔側の気管支の線維化部は幼若な傾向（★）がみられる．

第 2 章　閉塞性細気管支炎

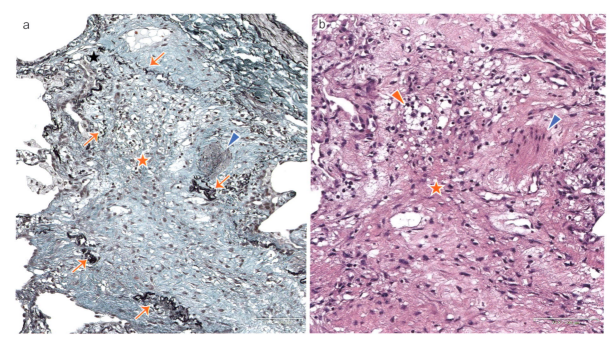

図 5　病理所見
　a：Elastica Masson Goldner 染色 中拡大．図 4a の赤枠部位．弾性線維（→）で囲まれた気管支壁の内腔が線維化をきたし，閉塞（★）している．気管支壁の平滑筋（▶）は極一部にしか残存が確認できない．
　b：HE 染色 強拡大．気管支は泡沫状組織球（▶），リンパ球などの浸潤を伴って線維性に内腔が閉塞している（★）．平滑筋（▶）．

症例②
急性リンパ球性白血病に対する臓器移植（末梢血幹細胞）に伴う閉塞性細気管支炎の一例

- **症　例**：16歳，男性．
- **主　訴**：労作時呼吸困難．
- **現病歴**：14歳時に急性リンパ球性白血病と診断され，化学療法後自家末梢血幹細胞移植を実施（ドナー：兄）．移植1ヵ月後，皮膚・消化管において移植片対宿主病（graft versus host disease：GVHD）が発症した．移植13ヵ月後に労作時呼吸困難を自覚して，当院呼吸器科紹介となった．
- **検査所見**

呼吸機能検査では，VC 1.84L，%VC 46.2%，FEV_1 0.4L，%FEV_1 24.7%．

動脈血ガス分析（室内気）では，pH 7.377，$PaCO_2$ 51.8 Torr，PaO_2 76.8 Torr．

- **臨床経過**：臨床的にBOが疑われ，呼吸不全を認めて在宅酸素療法を行った．移植登録を行って待機期間中に非結核性抗酸菌症（Mycobacterium intracellulare）の合併があり治療を要した．呼吸困難発症2年後に脳死両肺移植が行われた．経口ステロイド薬および免疫抑制薬の治療を併用して肺移植3ヵ月後の時点でPaO_2 73.9 Torrを

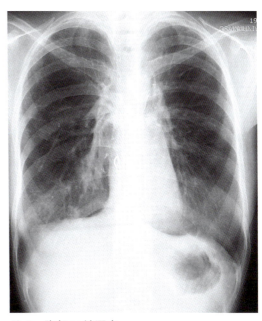

図1　胸部X線写真

　肺門は挙上しており，上葉の容積減少が疑われる．残りの肺野では，末梢の血管は疎となっており，過膨張傾向と思われる．

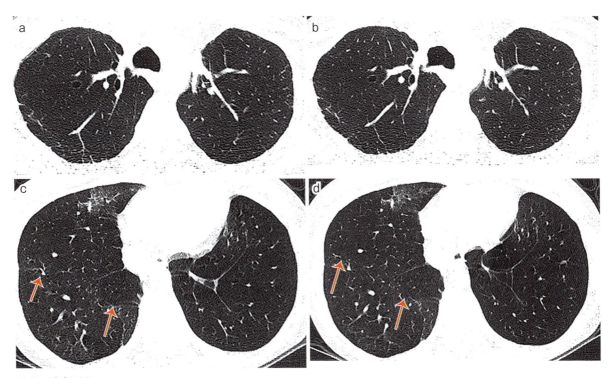

図2　胸部CT

　吸気CT（a・c）ではモザイク様所見を示す部分が呼気CT（b・d）ではair trapであることがわかる（→）．

維持していた．在宅酸素療法は必要とせず，肺移植後約5年経過時点で通院継続している．

BOの転帰は生存で，BO発現日から転帰までの日数は2,495日であった．

- 画像所見：図1〜2．
- 病理所見：図3〜6．

● 考察

本症例は，末梢血幹細胞移植に伴うBOの一例である．移植後GVHDに対する治療の経過中に労作時呼吸困難が出現した．胸部CTにおいて呼気時の撮影を加えることによってair trapの所見が増強していることが観察できる（図2）．著明な混合性障害を呼吸機能検査で認め，この時点でBOSと診断された．The International Bone Mar-

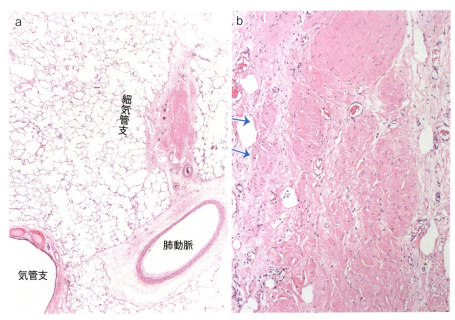

図3 閉塞性細気管支炎（いずれもHE染色）
細気管支内腔は，硝子性線維化により完全に閉塞しており，線維化内にはリンパ管および毛細血管が壁から侵入している．細気管支の平滑筋は残存している（b：→）．気管支は著変がない．

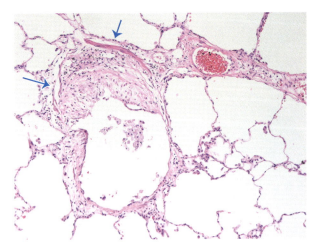

図4 閉塞性細気管支炎（HE染色）
膜性細気管支粘膜にmyxoid changeを示す肉芽組織が形成され，泡沫状組織球が内腔に滲出している．図3の病変に比して新しい病変であり，新旧の病変が混在していることがわかる．→は細気管支壁の平滑筋を示す．

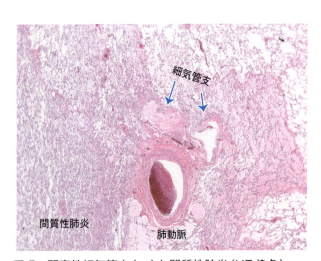

図5 閉塞性細気管支（→）と間質性肺炎（HE染色）
移植関連としても矛盾しない間質性肺炎が合併している．

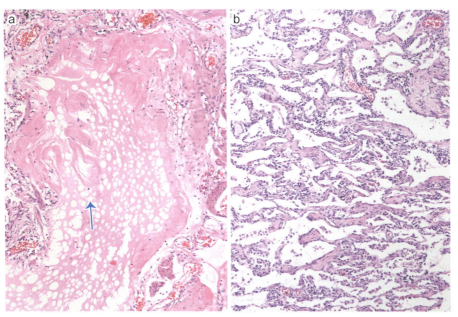

図6 閉塞性細気管支炎と間質性肺炎（いずれも HE 染色）
　a：閉塞性細気管支炎の強拡大．
　b：間質性肺炎
　気道粘膜の線維化とともに，内腔に向かってポリープ状に突出する線維化（a：→）も認められる．間質性肺炎は，壁在性および肺胞腔の器質化病変と胞隔炎から成っている．

row Transplantation Registry（IBMTR）の報告では，6,275 例の HLA 同種幹細胞移植のなかで，組織診断のある BO の発症頻度は移植後 2 年時に 1.7％であり，末梢血幹細胞移植は骨髄移植と比較して約 3 倍の BO 発症リスクであったとされている[1,2]．本症例は，両肺移植を行った．切除肺では，BO の所見とともに間質性肺炎の所見を認めた．また，同一スライド内の気管支では活動性のある所見がみられないことも BO の発症部位が細気管支領域であることを示唆している．

■文献
1) Santo Tomas LH, Loberiza FR Jr, Klein JP, et al. Risk factors for bronchiolitis obliterans in allogeneic hematopoietic stem-cell transplantation for leukemia. Chest 2005; **128**: 153-161
2) Soubani AO, Uberti JP. Bronchiolitis obliterans following haematopoietic stem cell transplantation. Eur Respir J 2007; **29**: 1007-1019

症例③
臓器移植（末梢血幹細胞）に伴う閉塞性細気管支炎の一例

- 症　例：41歳，女性．
- 主　訴：咳嗽．
- 現病歴：急性骨髄性白血病に対して，同胞間末梢血幹細胞移植を施行．移植後約9ヵ月で呼吸困難が出現した．呼吸困難が悪化したため，当院受診となった．
- 検査所見

呼吸機能検査では，VC 2.22 L，%VC 76.0%，FEV_1 1.43 L，$%FEV_1$ 51.0%と，呼吸不全が進行し，閉塞性障害が認められた．

動脈血ガス分析（室内気）では，pH 7.39，$PaCO_2$ 50.1 Torr，PaO_2 75.1 Torr.

HRCT上モザイク様所見（図1～4）が観察されたため，移植後のBOの臨床診断がなされた．

- 臨床経過：吸入気管支拡張薬およびステロイド治療を開始したが症状の改善がなく，骨髄移植後約4年で生体肺移植を施行．摘出肺にて病理学的にもBOの所見を認めた．移植片肺は移植幹細胞と同一ドナーからの提供であったことから，肺移植後の経過は良好であり，肺移植後7年経過時点で身体状態は維持されている．

BOの転帰は生存で，BO発現日から転帰までの日数は4,073日であった．
- 画像所見：図1～2．
- 病理所見：図3～5．

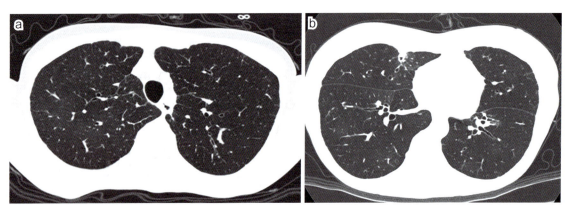

図1　閉塞性細気管支炎発症時HRCT
　a：上肺のCTでは，中層部気管支の拡張，壁肥厚，モザイク様所見を認める．小葉中心性粒状陰影や分岐状陰影は目立たない．
　b：下肺レベルのCTでは，モザイク様所見がより明瞭である．

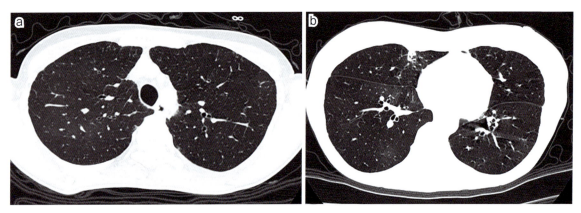

図2　閉塞性細気管支炎発症時呼気HRCT
　a：図1aとほぼ同一レベルであるが，吸気時CTと大きな差がない．
　b：図1bと同一レベルの呼気時CTであるが，モザイク様所見がより明瞭となっており air trap が存在していることを示唆する．

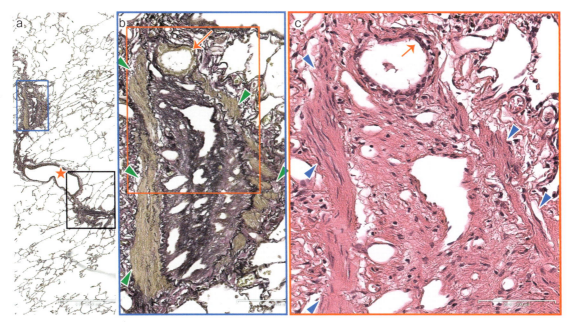

図3 病理所見

　a：Elastica van Gieson 染色 弱拡大．肺動脈（★）の隣の細気管支の内腔に一部閉塞所見（青枠部位）がみられる．
　b：Elastica van Gieson 染色 強拡大（a の青枠部位）．平滑筋（▶）所見より，細気管支内腔に線維化を伴う閉塞性病変がみられる．
　c：HE 染色 強拡大（b の赤枠部位）．気管支平滑筋（▶）所見より，細気管支内腔に線維化を伴う閉塞性病変がみられる．細気管支上皮の被覆（→）がある気道の腔はわずかである．細胞浸潤は乏しい．

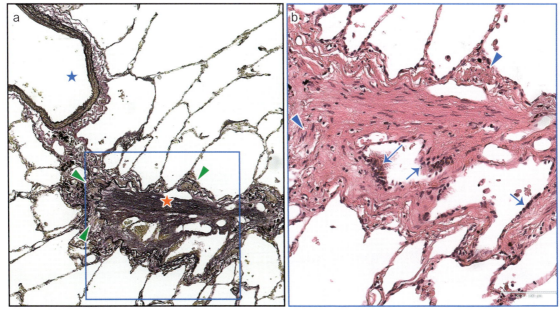

図4 病理所見

　a：Elastica van Gieson 染色 中拡大（図3a の黒枠部位）．平滑筋（▶）所見より，肺動脈（★）の隣の細気管支の内腔に弾性線維の増生（★）を伴う線維化による閉塞性病変がみられる．
　b：HE 染色 強拡大（a の青枠部位）．気管支上皮の被覆（→）および気管支平滑筋（▶）所見より，細気管支内腔に線維化を伴う閉塞性病変がみられる．細胞浸潤は乏しい．

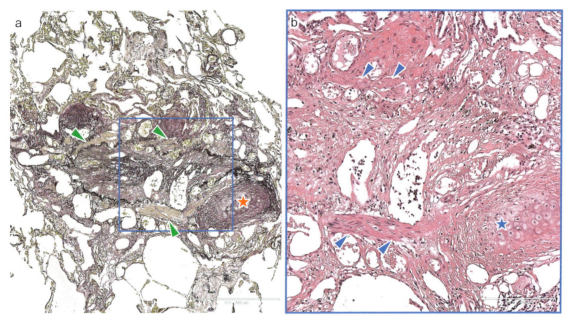

図5 病理所見
　a：Elastica van Gieson 染色 中拡大．平滑筋（▶）所見より，軟骨（★）を伴う気管支の内腔にも線維化を伴う閉塞性病変がみられる．
　b：HE 染色 強拡大（a の青枠部位）．軟骨（★）および平滑筋（▶）所見より，気管支内腔に線維化を伴う閉塞性病変がみられる．細胞浸潤は強くない．

● 考察

　本症例は，末梢血幹細胞移植に伴う BO の一例である．本症例では，労作時呼吸困難を伴ったが呼吸器症状以外には明らかな移植後 GVHD を示唆する所見は観察されなかった．胸部 CT 画像の呼気時の撮影によって air trap の増強が観察された．著明な混合性障害を肺機能検査で認めていて，この時点で BOS と診断された．本症例は，生体肺移植がなされた．切除肺では，BO の所見が観察された．本症例は，移植片肺は移植幹細胞と同一ドナーからの提供であり，生着およびその後の肺機能の維持が得られていることが興味深い．移植後 GVHD の発症において，レシピエントが持っているドナー抗原に対する抗体（donor-specific antibody：DSA）の出現後の経過が BOS の発症に関連する可能性が示唆されている[1]．今後のさらなる研究が期待される．

■文献

1) Hachem RR, Yusen RD, Meyers BF, et al. Anti-human leukocyte antigen antibodies and preemptive antibody-directed therapy after lung transplantation. J Heart Lung Transplant 2010; **29**: 973-980

症例④
関節リウマチ発症早期に閉塞性細気管支炎が併発した一例

- 症　例：32歳，女性．
- 主　訴：咳嗽と呼吸困難．
- 現病歴：32歳時点で関節リウマチと診断，診断6ヵ月後にd-ペニシラミンの内服を開始．内服開始3ヵ月後より湿性咳嗽と呼吸困難を訴え当院受診となった．
- 検査所見

呼吸機能検査ではVC 1.5L，％VC 49.20％，FEV_1 0.48L，％FEV_1 30.2％と，高度の混合性障害があり，BOが疑われた．

動脈血ガス分析（室内気）では，pH 7.398，$PaCO_2$ 61.1 Torr，PaO_2 47.9 Torr．

胸部CT上肺野の透過性亢進を認めた．

受診より1ヵ月後，外科的肺生検にて確定診断に至った．

- 臨床経過：ステロイドパルス療法およびステロイドとシクロホスファミドの内服加療を行い，閉塞性障害の進行が緩やかとなったことを確認した．しかしながら，確定診断2ヵ月後より在宅酸素療法を導入．その後，維持療法としてステロイド，クラリスロマイシンが投与された．徐々にⅡ型呼吸不全の進行を認めたが，その都度ステロイドパルス療法により酸素化の改善および二酸化炭素の貯留の軽快が得られた．また，両側の自然気胸を反復して合併するが，ドレナージ治療で制御できていた．診断後14年を経て，日常生活動作（activities of daily living：ADL）は比較的良好に保たれており長期生存例と考えられた．

BOの転帰は生存で，BO発現日から転帰までの日数は4,675日であった．
- 画像所見：図1〜4．
- 病理所見：図5〜8．

- 考察

本症例は，関節リウマチを基礎疾患とするBOの一例である．関節リウマチ発症早期に咳嗽と呼吸困難の臨床症状を示した．胸部CTではair trapの所見が観察されるが呼吸機能検査で認める著明な混合性障害を説明できる肺実質病変が乏しいため，BOが鑑別にあがり外科的肺生

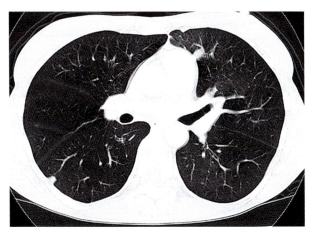

図1　初診時胸部CT

両肺の透過性亢進と，透過性が相対的に亢進した（黒い領域）と正常に近い領域が混在するモザイク様所見がみられる．両肺に瘢痕様の結節性病変を認める．

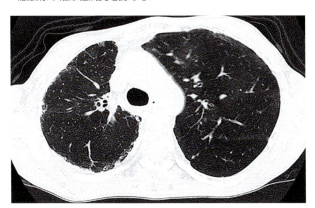

図2　8年後胸部CT

右肺は容積減少が進行し，胸膜下に斑状のコンソリデーションがみられる．気管支壁の肥厚を認めるが，気管支拡張の進行を認めない．右肺の感染による修飾が加わっている可能性を疑う．左肺の容積増加は進行しモザイク様所見を認める．

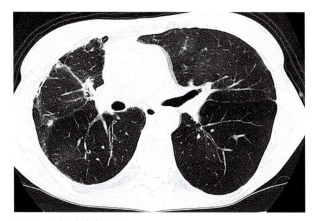

図3　8年後胸部CT

右肺の容積減少と胸膜に接する多発コンソリデーションを認める．中層部気管支壁の肥厚を認める．左肺の容積増加は進行しモザイク様所見を認める．

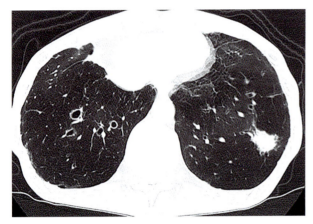

図4　8年後胸部CT
　　両肺下葉で，気管支拡張の進行を認める．気管支壁肥厚も軽度にみられる．左肺下葉の瘢痕様結節は縮小傾向である．

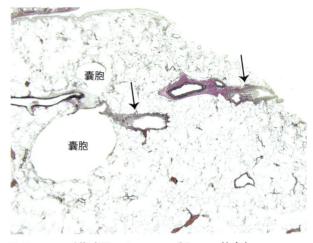

図5　ルーペ像（Elastica van Gieson染色）
　　小葉・細葉中心部に少数の嚢胞を伴う．細気管支が濃染している（→）．

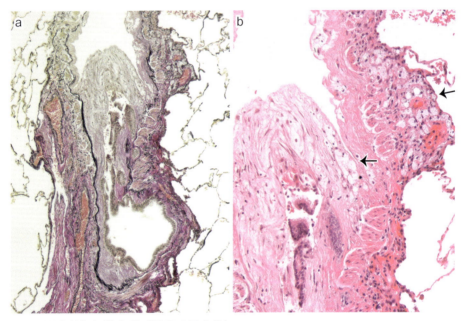

図6　閉塞性細気管支炎（図5の拡大像）
　　a：Elastica van Gieson染色．
　　b：HE染色．
　　膜性細気管支の粘膜が線維性に肥厚しているほか，myxoid changeを示す肉芽組織が内腔に向かって突出している．気道壁の構造は保たれている（a）．肉芽組織や気道壁に泡沫状組織球が集簇している（b：→）．

検を施行した．病理標本のルーペ像で示されるように，閉塞性・狭窄性病変を伴う細気管支を認めるが，高度な肺気腫などは認められない．病理所見では，BOに特徴的な所見（constrictive bronchiolitis）が同定されている．関節リウマチが基礎疾患にあり，胸部CTの軽微な異常では説明しがたい呼吸機能検査上の混合性障害を呈した症例で，原因精査目的で外科的生検を行った．病理学的にconstrictive bronchiolitisを伴うBOと診断された貴重な症例と考えられる．

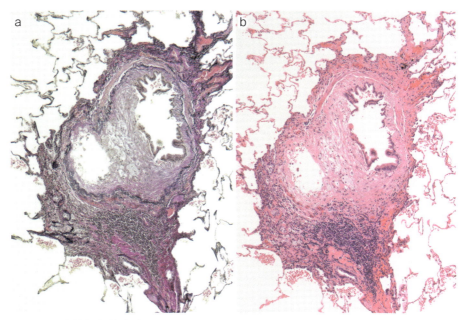

図7　閉塞性細気管支炎
　　a：Elastica van Gieson 染色.
　　b：HE 染色.
　　膜性細気管支内腔に泡沫状組織球を伴う肉芽組織・線維化が突出している．リンパ球浸潤が一部に目立つ．

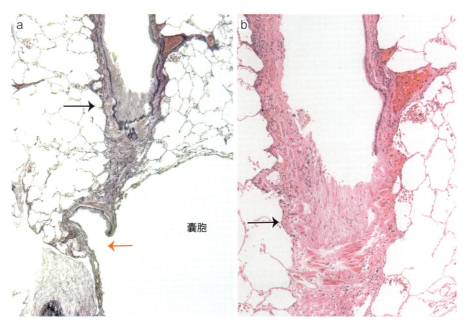

図8　閉塞性細気管支炎と囊胞
　　a：Elastica van Gieson 染色.
　　b：HE 染色.
　　閉塞性細気管支炎（→）におかされた膜性気管支の末梢気道が囊胞に開口している（a：→）．

症例⑤
関節リウマチ発症 13 年後に閉塞性細気管支炎が発症した一例

- 症　例：63 歳，女性．
- 主　訴：労作時呼吸困難．
- 現病歴：関節リウマチと診断されて，メトトレキサート＋プレドニゾロンで加療していた．診断および治療から 13 年経過したころより，労作時呼吸困難が出現．当初，乾性咳嗽があったがすぐに消失．安静時は特に症状がない状態が続いた．前医にて労作時呼吸困難の悪化と閉塞性換気障害を指摘されて気管支拡張薬による治療を開始するも症状の改善を認めなかった．症状出現から 8 ヵ月後に当院紹介となった．
- 検査所見

呼吸機能検査では，VC 1.99 L，%VC 75.1%，FEV_1 0.86 L，$%FEV_1$ 42.6%．

動脈血ガス分析（室内気）では，pH 7.402，$PaCO_2$ 45.9 Torr，PaO_2 72.5 Torr．

外科的肺生検にて病理学的に BO の診断となった．

- 臨床経過：プレドニゾロンの増量および免疫抑制薬治療に加えて LAMA および LABA の併用治療を開始した．自覚症状や閉塞性障害の改善は得られなかったもの

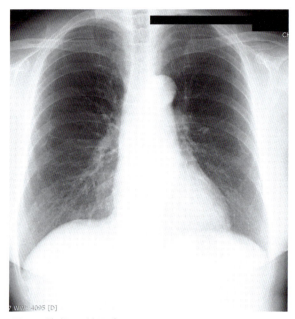

図 1　胸部 X 線写真
　　末梢の血管は疎となっており，肺野は過膨張傾向と思われる．

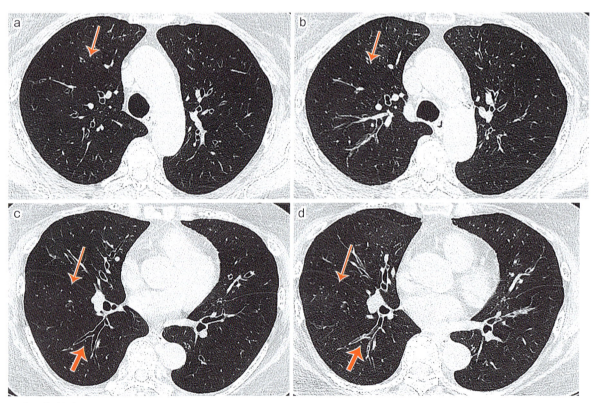

図 2　胸部 CT
　　吸気 CT（a・c）ではモザイク様所見を示す部分が呼気 CT（b・d）ではその状態が変わらず air trap が存在していることがわかる（→）．気管支壁の肥厚像もみられる（→）．

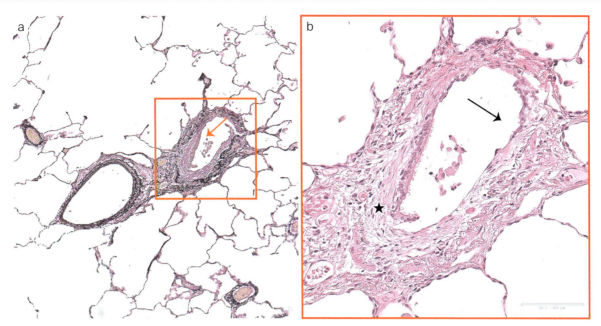

図3 病理所見
　a：Elastica van Gieson 染色 中拡大．細気管支の内腔が一部肥厚している所見（→）がみられる．
　b：HE 染色 強拡大（a の赤枠部位）．気管支上皮は剥離傾向（→）で，気管支上皮下には炎症細胞浸潤が乏しい偏心性に肥厚した線維化所見（★）がみられる．

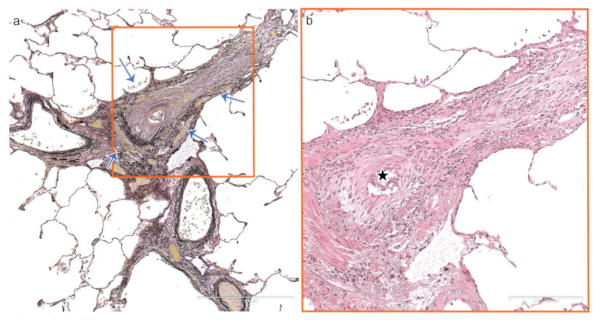

図4 病理所見
　a：Elastica van Gieson 染色 中拡大．平滑筋（→），弾性線維で囲まれた細気管支の内腔が高度に狭窄している所見がみられる．
　b：HE 染色 強拡大（a の赤枠部位）．一部炎症細胞浸潤を伴う線維化で気管支内腔が狭小化し，剥離傾向の上皮が被覆した気道腔（★）がわずかにみられる．

の，治療の継続により閉塞性障害の進行を抑制できており，診断および治療開始から2年の経過で通院継続できている．

BO の転帰は生存で，BO 発現日から転帰までの日数は880日であった．

●画像所見：図1〜2．

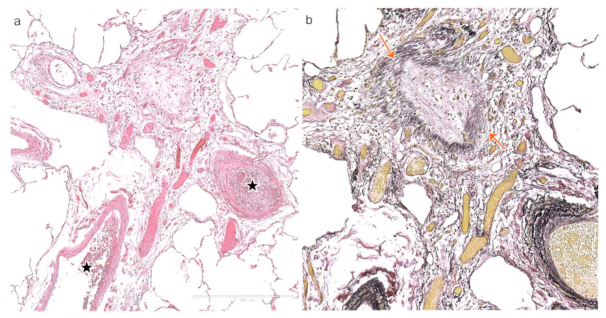

図5　病理所見
　a：HE染色 中拡大．肺動脈（★）と伴走する細気管支構造が明らかではない．
　b：Elastica van Gieson染色 中拡大．弾性線維（→）で囲まれた細気管支の内腔が閉塞してしまっている陳旧化した線維化所見がみられる．

● 病理所見：図3〜5．

● 考察

本症例は，関節リウマチを基礎疾患とするBOの一例である．関節リウマチに対する種々の免疫抑制薬を用いた長期の治療経過のなかで，労作時呼吸困難が出現してきた．関節リウマチの罹患期間やその治療内容がBOの発症とどのように関連するのかは今回の症例検討のなかでも明らかにはならなかった[1]．労作時呼吸困難の臨床症状と閉塞性障害があるにもかかわらず，胸部CT画像でair trapの所見のほかには明らかな肺実質病変が乏しい点は，その他のBO症例と共通する点である．病理所見では，constrictive bronchiolitisというBOに特徴的な病理所見が同定されている．

■文献

1) Devouassoux G, Cottin V, Liote H, et al. Characterisation of severe obliterative bronchiolitis in rheumatoid arthritis. Eur Respir J 2009; **33**: 1053-1061

症例⑥
繰り返す気道感染を伴った関節リウマチに合併した閉塞性細気管支炎の一例

- 症　例：51歳，女性．
- 主　訴：咳嗽，労作時呼吸困難．
- 現病歴：約20年前から湿性咳嗽と喘息発作様の症状が出現し，6年前から黄色・粘稠の喀痰量の増加，4年前から労作時呼吸困難が出現した．受診2ヵ月前から感染を契機に呼吸困難が増悪した．近医にて加療するも呼吸困難が改善しないため，当院受診となった．

- 検査所見

呼吸機能検査では，VC 1.46 L，%VC 57.7%，FEV_1 0.74 L，%FEV_1 60.2%．

動脈血ガス分析（室内気）では，pH 7.405，$PaCO_2$ 50.1 Torr，PaO_2 45.8 Torr と，混合性換気障害を伴うⅡ型

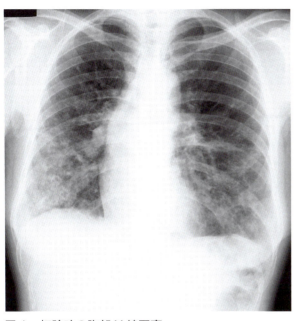

図1　初診時の胸部X線写真
　施設への初診時胸部X線写真では，左横隔膜が低位平坦化している．また右肺優位に両側下肺野に網状陰影や気管支壁肥厚を認める．

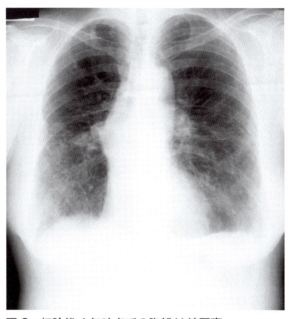

図2　初診後4年時点での胸部X線写真
　初診後4年時点での胸部X線写真では，以前の胸部X線写真に比べて肺野の透過性が亢進し，肺の容積増加のために横隔膜の低位平坦化が進行している．

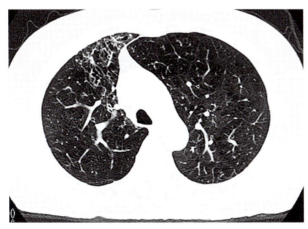

図3　初診後4年時点でのHRCT
　初診後4年時点での胸部CTでは，上肺CTにおいて中層部の気管支拡張，気管支壁肥厚の進行とモザイク様所見がみられる．

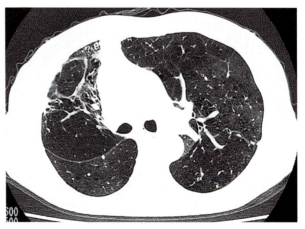

図4　初診後9年時点でのHRCT
　初診後9年時点での胸部CTでは，上肺CTにおいて中層部気管支拡張の進行，肺野の透過性亢進がみられる．

第2章　閉塞性細気管支炎

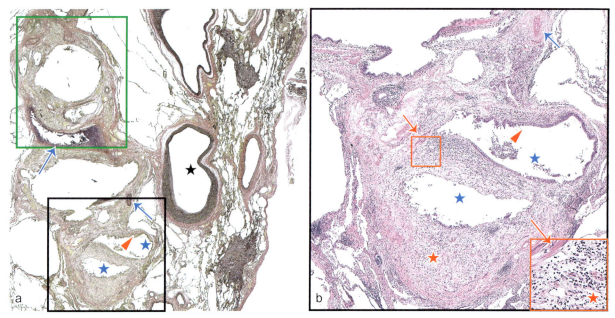

図5　病理所見
　a：Elastica van Gieson 染色 弱拡大．肺動脈（★）の隣に，軟骨（→）のある気管支壁所見に連続するように，線毛上皮（▶）で被覆される気管支壁構造がみられるが，内腔側が線維化をきたし狭窄（★）している．
　b：HE 染色 中拡大（aの黒枠部位）．軟骨（→）が確認できる気管支壁所見に連続するように，平滑筋（→）を伴い線毛上皮（▶）で被覆される気管支壁構造がみられるが，内腔側はリンパ球浸潤を伴う線維化（★：右下赤枠）をきたし，狭窄（★）している．

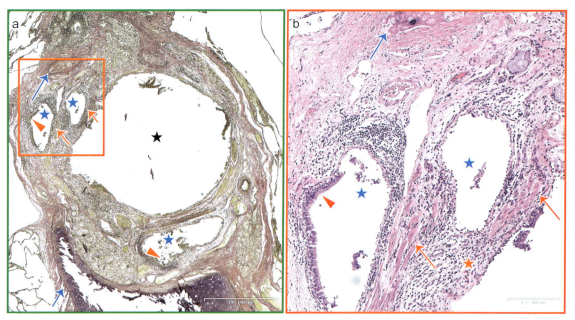

図6　病理所見
　a：Elastica van Gieson 染色 中拡大（図5aの緑枠部位）．軟骨（→）のある気管支壁所見の内腔側に，平滑筋（→）を伴い線毛上皮（▶）で被覆される別の腔所見（★）がみられる線維化所見で狭窄（★）傾向である．
　b：HE 染色 強拡大（aの赤枠部位）．軟骨（→）のある気管支の内腔側に平滑筋（→）を伴った線毛上皮（▶）で被覆される別の腔所見（★）がみられ，周囲に肉芽性変化（★）をきたしている．

呼吸不全を認めた．
　胸部 CT では気管支周囲の浸潤影・結節影・気管支拡

張所見を認めた．

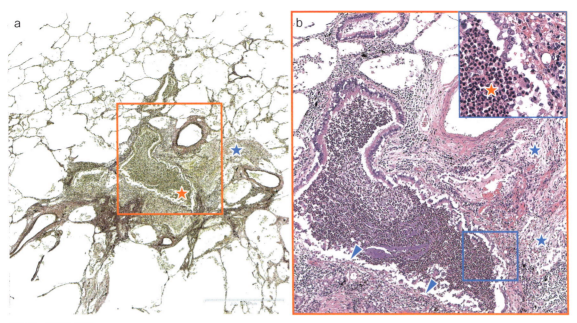

図7 病理所見

　a：Elastica van Gieson 染色 中拡大．末梢の細気管支は，内腔に炎症細胞が充満しびらんをきたして内腔の拡張がみられる（★）．周囲の肺胞領域にも炎症細胞浸潤を伴う線維化所見（★）がある．

　b：HE 染色 強拡大（a の赤枠部位）．細気管支の内腔は炎症細胞（★：右上赤枠部位）が充満し，びらんをきたし（▶），周囲の肺胞領域にも炎症細胞浸潤を伴う線維化所見（★）がある．

● **臨床経過**：少量エリスロマイシン投与を開始した．1年後より関節痛とリウマチ因子の上昇が出現して，関節リウマチと診断．シクロスポリン，メトトレキサート，ミゾリビンなどの投与により関節リウマチの症状は安定したが，繰り返す気道感染とともに呼吸不全は徐々に進行して，当院初診9年後に永眠された．剖検が施行されて BO の所見を認めた．

BO の転帰は死亡で，BO 発現日から転帰までの日数は 3,240 日であった．

● **画像所見**：図1〜4．
● **病理所見**：図5〜7．

● **考察**

本症例は，関節リウマチを基礎疾患とする BO の一例である．関節リウマチに対する種々の免疫抑制薬による長期の治療経過のなかで，労作時呼吸困難が出現してきた症例である．関節リウマチに気道病変や間質性肺炎の所見を合併することは広く認識されている[1]．本症例も初診時には多様な気管支拡張像・小葉中心性粒状陰影を認め，関節リウマチの多様な肺病変を呈していた．そのため，どの時点で BO に伴う constrictive bronchiolitis が臨床経過に影響を与えたかを判断するのは難しい．剖検を実施することで病理学的に constrictive bronchiolitis を伴う BO を発症していたことが確認できた．

■**文献**

1) Shaw M, Collins BF, Ho LA, et al. Rheumatoid arthritis-associated lung disease. Eur Respir Rev 2015; **24**: 1-16

症例⑦
労作時呼吸困難で受診した関節リウマチを基礎疾患とする閉塞性細気管支炎の一例

- 症　例：72歳，女性．
- 主　訴：労作時呼吸困難．
- 現病歴：71歳時の1月に手のこわばりが出現して，当院膠原病内科で関節リウマチと診断された．ブシラミン内服で治療を開始し，関節痛は軽快した．72歳時6月に労作時息切れを自覚するようになり，7月に呼吸器内科紹介受診となった．

- 検査所見

呼吸機能検査では，VC 1.56 L，％VC 72.6％，FEV_1

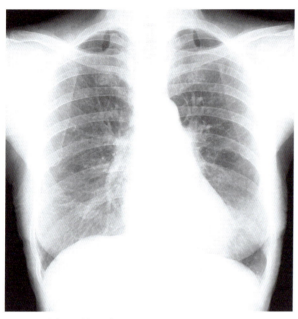

図1　胸部X線写真
　　72歳時胸部X線写真では，横隔膜ドームは正常のカーブを描いている．肺野の透過性亢進も認めない．

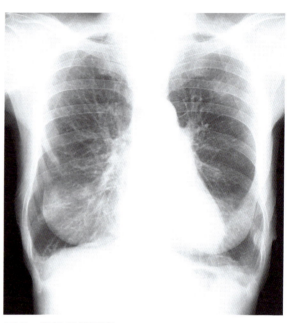

図3　胸部X線写真
　　74歳時胸部X線写真では，下肺の含気増加，横隔膜の低位平坦化を認め，肺容積の増加が考えられる．

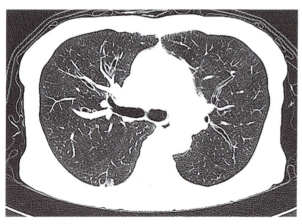

図2　HRCT
　　72歳時上肺のHRCTでは，中層部気管支の拡張と壁の軽度肥厚を認める．肺野の透過性亢進がみられ，透過性亢進部位とそれより透過性の低い部分が混在している（モザイク様所見）小葉中心性の粒状陰影や分岐状陰影はほとんどみられない．

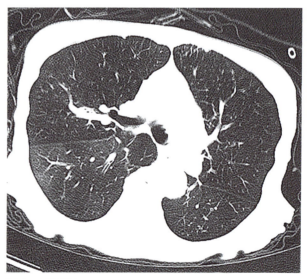

図4　HRCT
　　76歳時上肺HRCTでは，中層部気管支壁肥厚，気管支拡張が進行し，モザイク様所見も進行している．

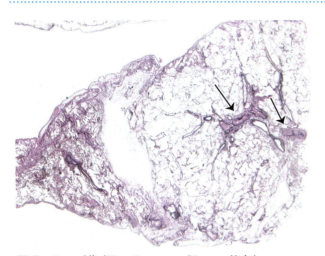

図5 ルーペ像（Elastica van Gieson 染色）
　膜性細気管支に閉塞が認められる（→）．周囲の肺胞領域の変化は軽微である．

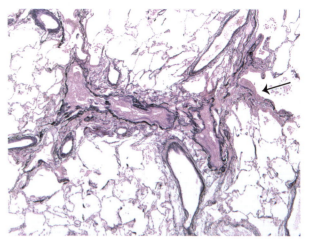

図6 閉塞性細気管支炎（Elastica van Gieson 染色）
　閉塞性病変は膜性細気管支のみに認められ，呼吸細気管支の内腔は開存している（→）．膜性細気管支壁の弾性線維は保たれており，周囲肺胞領域の病変は軽微である．

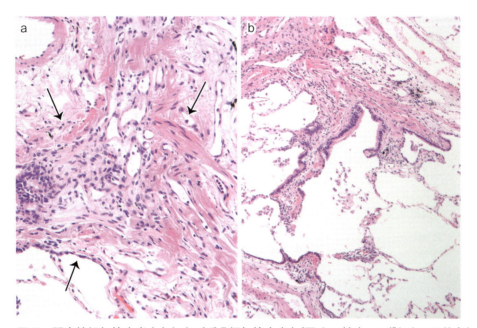

図7 閉塞性細気管支炎（a）および呼吸細気管支（b）（図6の拡大，いずれもHE染色）
　膜性細気管支内腔は軽度の小円形細胞浸潤を伴う肉芽組織により高度の狭窄に陥っているが，既存の平滑筋は保たれている（→）．呼吸細気管支には軽度に小円形細胞が浸潤しているが，閉塞病変は見当たらない．

0.59L，%FEV₁ 40.1%と，閉塞性障害を認めて，BOが疑われた．

動脈血ガス分析（室内気）では，pH 7.447，$PaCO_2$ 37.2 Torr，PaO_2 62.0 Torr．

8月に胸腔鏡下肺生検術が施行されて，組織学的にBOと診断された．

●臨床経過：LABAおよび抗コリン薬の吸入に加えて，プレドニゾロン（PSL）30 mg内服を開始した．その後，PSL 10 mg内服まで減量した．73歳時3月に慢性呼吸不全のため在宅酸素療法を導入．気道感染による入院を繰り返したが，77歳時点で外来経過観察中である．

BOの転帰は生存で，BO発現日から転帰までの日数は1,825日であった．

●画像所見：図1〜4．
●病理所見：図5〜8．

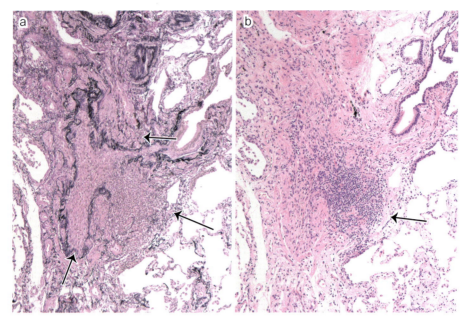

図8 閉塞性細気管支炎
a：Elastica van Gieson 染色
b：HE 染色.
リンパ濾胞の形成とともに膜性細気管支の弾性線維消失を示す部（→）も認められるが，このような破壊性病変はわずかである．

●考察

本症例は，関節リウマチを基礎疾患とする閉塞性細気管支炎の一例である．関節リウマチに対して疾患修飾性抗リウマチ薬（disease modified anti-rheumatic-drugs：DMARDs）で約1年間治療経過中に，労作時呼吸困難が出現してきた症例である．本書のなかで紹介されるその他の関節リウマチを基礎疾患とするBO症例と併せて考えても，関節リウマチに対する治療修飾とその期間がBO発症に直接的な影響を与えるとは必ずしもいえない．本症例は外科的生検が実施されたことで病理学的にconstrictive bronchiolitis を伴うBOと診断された．

症例⑧
長期生存が得られた Sjögren 症候群を基礎疾患とする閉塞性細気管支炎の一例

- **症 例**：56歳, 女性.
- **主 訴**：咳嗽.
- **現病歴**：2003年8月より多発関節痛が出現して, 前医にて関節リウマチの診断となる. プレドニゾロン (PSL)(2003年12月まで)・ミゾリビン (2005年4月まで) で加療. 2005年3月より咳嗽が出現し, 当院受診となった.
- **検査所見**

呼吸機能検査では, VC 2.9 L, %VC 112.30%, FEV_1 0.9 L, $\%FEV_1$ 40.0%.

動脈血ガス分析 (室内気) では, pH 7.423, $PaCO_2$ 36.5 Torr, PaO_2 72.3 Torr.

喘鳴を認めて, 喘息に準じて治療を行ったが改善乏しく, 胸部 CT で air trap の所見が顕著であったため BO が鑑別にあがった.

経過中抗核抗体 (ANA) 高値・SS-A (+) /SS-B (+) が認められた.

サクソンテスト・シルマーテストが実施されて Sjögren 症候群の診断に至った.

Sjögren 症候群に伴う BO が疑われ, 外科的肺生検が施行された. 病理学的評価から BO と診断された.

- **臨床経過**：2005年6月24日より PSL + シクロスポリン (CyA) にて治療を開始. その後, CyA の治療効果がはっきりしないため, 2005年10月で CyA は中止となり, PSL 少量維持療法が継続された. その後, 状態安定したため 2006年2月に PSL 内服中止, 以後著変なく経過している.

BO の転帰は生存で, BO 発現日から転帰までの日数は 4,186 日であった.

- **画像所見**：図1〜4.
- **病理所見**：図5〜8.

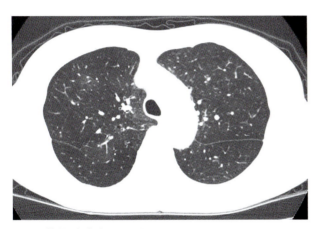

図1 施設受診時の HRCT
　大動脈弓部レベルでの HRCT では肺野の透過性亢進がみられ, 透過性の高い部位と通常の透過性を示す領域が混在するモザイク様所見がみられる. 小葉中心性粒状陰影や分岐状陰影はほとんどみられない.

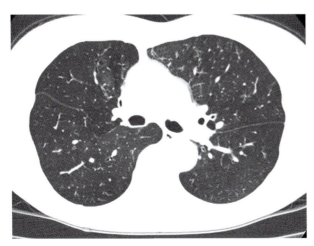

図2 HRCT
　気管分岐部よりやや尾側のレベルの HRCT であるが, 図1と同様の所見を認める. これに加えて区域気管支などの比較的中枢部から中間領域の気管支壁に肥厚を認める.

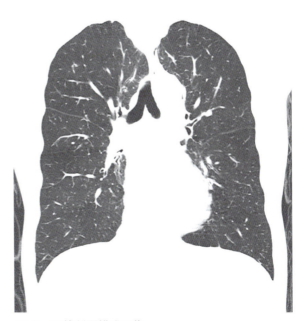

図3 冠状断再構成画像
　冠状断再構成像では, モザイク様所見は, 上肺から下肺にほぼびまん性に分布していることがわかる.

第2章 閉塞性細気管支炎

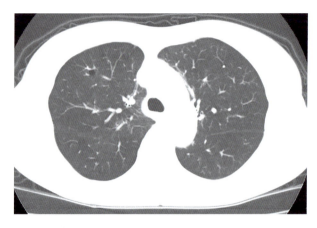

図4 呼気薄層CT
　吸気CTに比べてモザイク様所見がより目立ち細気管支病変によるair trapがその原因と考えられる．

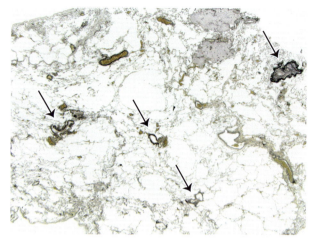

図5 ルーペ像（Elastica van Gieson染色）
　小葉・細葉中心性肺気腫を示す肺である．細気管支が濃染している（→）．

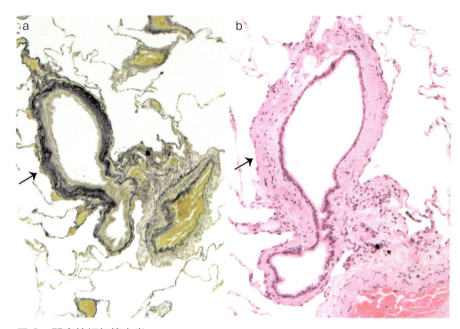

図6 閉塞性細気管支炎
　a：Elastica van Gieson染色
　b：HE染色
　細気管支粘膜が弾性線維の密な増加を伴う線維化で肥厚しており（→），下方に向かって正常化している．周囲の肺胞領域には炎症所見がみられない．

● 考察

　本症例は，Sjögren症候群を基礎疾患とするBOの一例である．喘息と類似する臨床症状を呈する一方で，喘息に準じた治療に反応が乏しく高分解能CT（high resolution CT：HRCT）でair trapの所見が顕著であったため，BOが鑑別にあがり外科的肺生検が施行された．病理所見では，constrictive bronchiolitisというBOに特徴的な病理所見が同定されている．BOの診断において重要と考えられる，①呼吸機能検査で著明な閉塞性障害を呈する，②閉塞性障害に対する初期治療に抵抗性を示す，③HRCTの異常（air trap）以外に肺実質病変がみられないことが多い，④BOを生じうるSjögren症候群の基礎疾患が存在する，⑤外科的生検によって病理学的にconstrictive bronchiolitis同定される，というポイントが確認でき，非移植症例でみられるBO症例として示唆に富む．本症例は比較的安定した経過をたどっている．どの要因によって疾患活動性に相違が生じるのかは明らかではない

D．症例提示

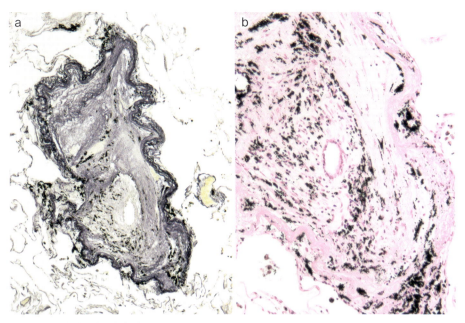

図7　閉塞性細気管支炎
　　a：Elastica van Gieson 染色
　　b：HE 染色
　　線維化により，ほぼ完全な内腔閉塞を示す細気管支である．線維化部には弾性線維が増加し，炭粉の沈着も目立つ．

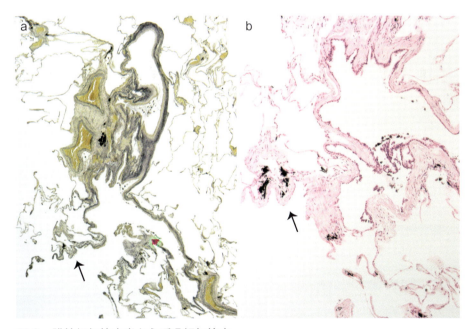

図8　膜性細気管支炎から呼吸細気管支
　　a：Elastica van Gieson 染色
　　b：HE 染色
　　膜性細気管支には壁の線維化が認められるが，呼吸細気管支（→）には変化が乏しい．小葉・細葉中心性肺気腫がみられる．

症例⑨
Sjögren症候群を基礎疾患とする薬物治療抵抗性の閉塞性細気管支炎の一例

- **症　例**：57歳，女性．
- **主　訴**：労作時呼吸困難．
- **現病歴**：他院にてSjögren症候群と診断され，プレドニゾロン5mg/dayにて治療を開始したが，労作時呼吸困難を自覚，感染を契機に呼吸困難の悪化（Hugh-Jones分類にてⅠ度）と呼吸機能上で閉塞性障害を認め，他院にて入院加療となった．ステロイド投与後も自覚症状の改善を認めず，閉塞性障害が残存するため精査目的にて当院紹介受診となった．

検査所見
胸部X線写真では明らかな異常所見を認めなかった．

呼吸機能検査では，VC 1.86 L，%VC 74.7%，FEV_1 0.76 L，%FEV_1 36.7%と，呼吸機能上は著明な閉塞性障害（FEV_1 36.7%）を認めた．

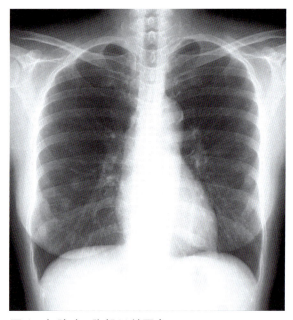

図1　初診時の胸部X線写真
　軽度の横隔膜の低位平坦化を認め，肺野の透過性は亢進している．

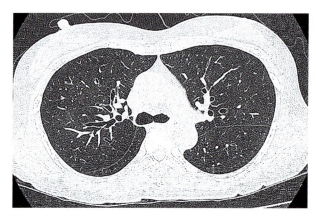

図2　HRCT
　気管分岐部レベルのHRCTであるが，中層部までの気管支の拡張を認める．肺野の含気は増加し透過性が亢進しているが，肺野末梢での小葉中心性粒状陰影や分岐状陰影はほとんど認められない．

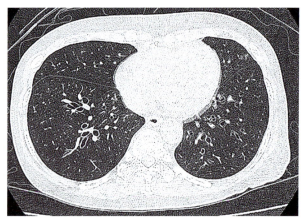

図3　HRCT
　下肺でのHRCTであるが，上肺同様に，中層部までの気管支の拡張と軽度の壁肥厚を認め，肺野の透過性亢進を認めるが，肺野末梢の小葉中心性粒状陰影や分岐状陰影を認めない．

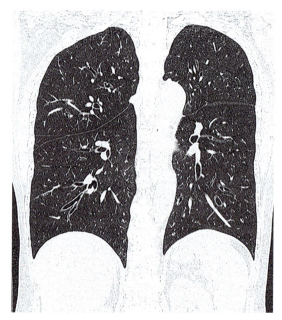

図4　冠状断再構成CT
　中層部気管支の拡張は，下肺に優位である．小葉中心性粒状陰影や分岐状陰影はほとんど認められない．

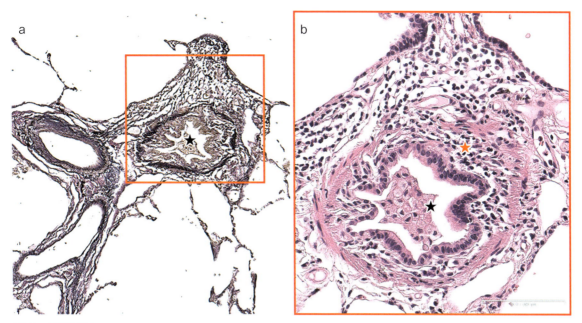

図5 病理所見
　a：Elastica van Gieson 染色 中拡大．細気管支上皮と上皮下間質の内腔側へのひだ状の増生で，細気管支内腔自身がやや狭小傾向(★)である．
　b：HE 染色 強拡大(aの赤枠部位)．細気管支上皮下はリンパ球などの炎症細胞浸潤を伴い肥厚し，気管支内腔側にひだ状の増生がみられ(★)，気管支内腔自身がやや狭小傾向(★)である．

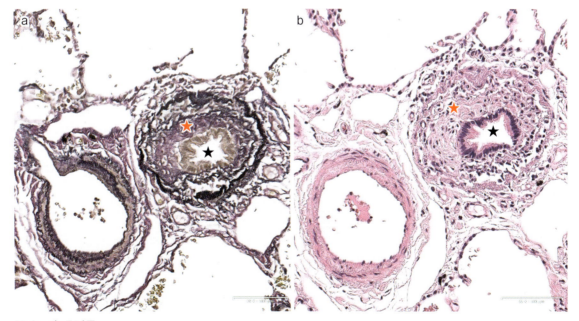

図6 病理所見
　a：Elastica van Gieson 染色 中拡大．細気管支上皮下の膠原線維増生による線維性肥厚(★)で細気管支内腔が狭小化している(★)．
　b：HE 染色 中拡大．炎症細胞浸潤を伴った細気管支上皮下の線維性肥厚(★)と細気管支内腔の狭小化(★)があるが，細気管支上皮の剥離所見は目立たない．

動脈血ガス分析（室内気）では，pH 7.442，$PaCO_2$ 42.2 Torr，PaO_2 70.9 Torr．
胸腔鏡下肺生検にて BO と診断された．

●臨床経過：プレドニゾロン 0.5 mg/kg/day＋シクロスポリンにて治療を開始した．その後，当院外来にて LABA/LAMA 配合剤を追加し加療継続しているが，労

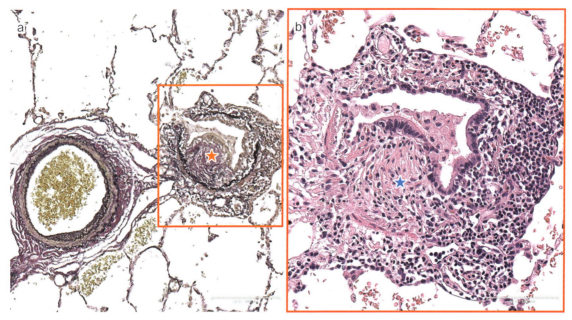

図7 病理所見

a：Elastica van Gieson 染色 中拡大．ポリープ状の線維性隆起性増生で細気管支内腔が狭窄している所見（★）がみられる．

b：HE 染色 強拡大（a の赤枠部位）．ポリープ状の線維性隆起性病変と周囲の細気管支壁にはリンパ球など炎症細胞浸潤がみられる（★）．一部細気管支上皮の剥離所見がある．

作時呼吸困難と閉塞性障害の経年的な悪化を認めている．BO の転帰は生存で，BO 発現日から転帰までの日数は 510 日であった．

- 画像所見：図1〜4．
- 病理所見：図5〜7．

● 考察

本症例は，Sjögren 症候群を基礎疾患とする BO の一例である．Sjögren 症候群も様々な肺病変を伴うことが知られている[1]．そのなかでも，constrictive bronchiolitis の病理学的所見を伴う Sjögren 症候群は比較的まれである．

閉塞性障害を伴う労作時呼吸困難を自覚しステロイド治療を行ったが，臨床症状の改善に至らなかった．外科的肺生検によって constrictive bronchiolitis を確認していることと合わせて，ステロイド治療での病勢コントロールが困難なことが示唆された症例であった．

■文献

1) Flament T, Bigot A, Chaigne B, et al. Pulmonary manifestations of Sjogren's syndrome. Eur Respir Rev 2016; **25**: 110-123

症例⑩
扁平苔癬を基礎疾患とする閉塞性細気管支炎の一例

- 症　例：60歳, 女性.
- 主　訴：労作時呼吸困難.
- 現病歴：受診8ヵ月前より口内炎・体幹部皮疹出現

し, 扁平苔癬と診断され, ステロイド内服による治療を開始. 内服治療7ヵ月の経過後, 1ヵ月続く労作時呼吸困難を自覚して当院呼吸器内科受診となった.

- 検査所見

呼吸機能検査では, VC 1.25 L, %VC 51.2%, FEV_1 0.56 L, %FEV_1 28.3%と, 著明な混合性換気障害と残気率の上昇を認めた.

動脈血ガス分析（室内気）では, pH 7.464, $PaCO_2$ 38.1 Torr, PaO_2 69.8 Torr.

胸部CTでは過膨張を伴う全肺野均一の濃度低下と中枢領域でのびまん性気管支拡張所見を認めて（図2）, 臨床的に扁平苔癬に伴うBOと診断した.

- 臨床経過：吸入気管支拡張薬およびステロイドの全身投与に加えてタクロリムス, ピルフェニドンも併用したが改善なく, 徐々に呼吸状態が悪化し治療開始後約3ヵ月で永眠された. 家族の承諾が得られ, 病理解剖を施行した.

BOの転帰は死亡で, BO発現日から転帰までの日数は120日であった.

- 画像所見：図1～3.
- 病理所見：図4～6.

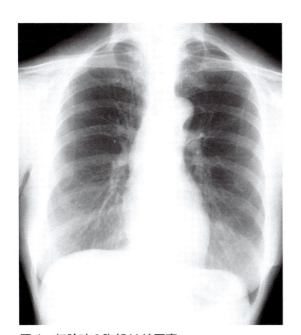

図1　初診時の胸部X線写真
　初診時の胸部X線写真では, 横隔膜は低位をとり肺野の含気の増加を示唆する.

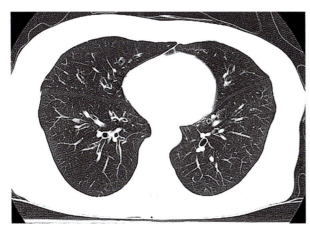

図2　初診時のHRCT
　初診時のHRCTでは, 区域気管支から中層部の気管支壁肥厚, 気管支拡張を認める. 細気管支レベルの気道閉塞のためにそれより中枢部の気管支の拡張をきたしている. 肺野は透過性の高い部位と低い部位が混在するモザイク様所見を呈する. 小葉中心性粒状陰影や分岐状陰影は目立たないが, これは細気管支炎部分への細胞浸潤が乏しいのと肺野の含気が増加しているためである.

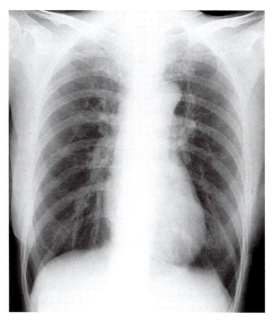

図3　受診3ヵ月後時点の胸部X線写真
　3ヵ月後の胸部X線写真では, 肺野の含気は増加して横隔膜はさらに低位平坦化し肺野の透過性が亢進している.

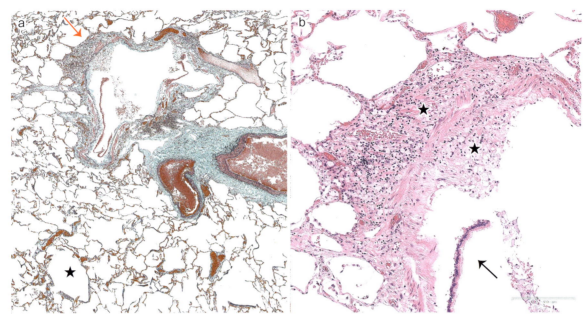

図4 病理所見
　a：Elastica Masson Goldner 染色 中拡大．細気管支壁が一部肥厚している所見（→）がみられる．その末梢レベルの細気管支（★）は併走する動脈に比べ拡張している．
　b：HE 染色 強拡大（aの→部分の強拡大）．細気管支上皮は剥離傾向で（→），細気管支上皮下から細気管支壁外側まで泡沫状組織球，リンパ球などが集簇し肥厚した所見（★）がみられる．

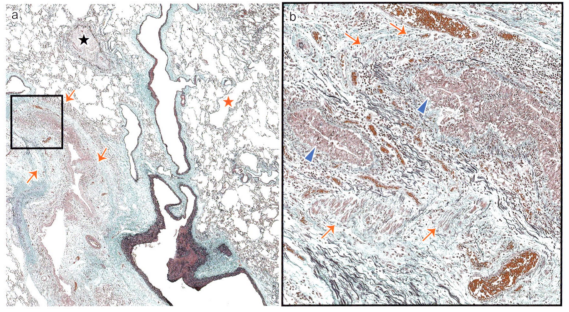

図5 病理所見
　a：Elastica Masson Goldner 染色 弱拡大．軟骨がある気管支壁の肥厚，内腔の狭窄（→）があり，末梢の細気管支がほぼ閉塞している（★）．さらに末梢の細気管支は拡張している（★）．
　b：Elastica Masson Goldner 染色（aの黒枠部位の中拡大）．平滑筋（→）で囲まれた細気管支壁は肥厚し内腔が狭小化し，上皮の被覆が不連続になった所見（▶）がみられる．

● 考察
　本症例は，扁平苔癬を基礎疾患とする BO の一例である．呼吸困難の臨床症状を呈するとともに，胸部 CT 画像で air trap の所見と呼吸機能検査で認める著明な混合性換気障害と残気率の上昇を観察し，BO と臨床的診断がなされた．治療抵抗性の呼吸不全を認めたため，病理解

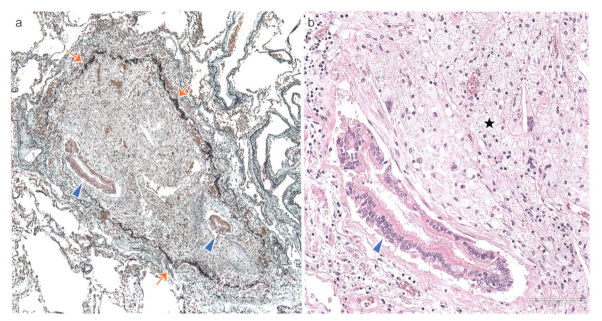

図6 病理所見

a：Elastica Masson Goldner 染色 中拡大（図5aの★）．平滑筋，弾性線維（→）で囲まれた細気管支内腔は線維性に肥厚して，ほぼ閉塞し，極一部に残存した上皮の被覆（▶）がみられる．

b：HE 染色 強拡大．細気管支は泡沫状組織球，リンパ球などが集簇し，ほぼ閉塞し（★），極一部に残存した上皮の被覆（▶）がみられる．

剖を行った．病理所見では，constrictive bronchiolitis という BO に特徴的な病理所見を同定している．扁平苔癬の病態は明らかではないが[1]，扁平苔癬発症経過後に呼吸機能異常を伴う労作時呼吸困難を生じており，BO 症例では呼吸機能低下のため外科的生検が実施できない場合をよく経験する．剖検を実施することで病理学的に constrictive bronchiolitis を伴う BO と診断できた貴重な症例と考えられる．

■文献

1) Le Cleach L, Chosidow O. Clinical practice. Lichen planus. N Engl J Med 2012; **366**: 723-732

症例⑪
悪性血液疾患（リンパ腫）を基礎疾患とする閉塞性細気管支炎の一例

- **症　例**：63歳，女性．
- **主　訴**：労作時呼吸困難．
- **現病歴**：非ホジキンリンパ腫に対し化学療法（R-CHOP療法）を受け部分寛解に至ったため経過観察となった．本疾患に対して幹細胞移植術は施行されていなかった．経過観察3年後，呼吸困難と閉塞性換気障害の進行を認めたため，当院呼吸器内科コンサルトとなった[1]．
- **検査所見**

呼吸機能検査では，VC 1.4 L，%VC 51.1%，FEV_1 0.47 L，%FEV_1 22.5%．

動脈血ガス分析（室内気）では，pH 7.417，$PaCO_2$ 43.0 Torr，PaO_2 68.8 Torr．

高分解能CT（high-resolution CT：HRCT）でモザイク像を呈していた．

胸腔鏡下肺生検（video-assisted thoracic surgery：VATS）が施行された．線維化による細気管支の閉塞像を認めて，進行したBOと病理診断がなされた．

- **臨床経過**：経口ステロイドおよび吸入ステロイド/

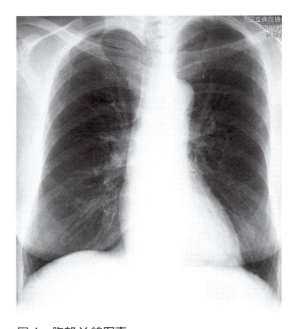

図1　胸部X線写真
　　末梢の血管は疎となっており，肺野は過膨張傾向と思われる．

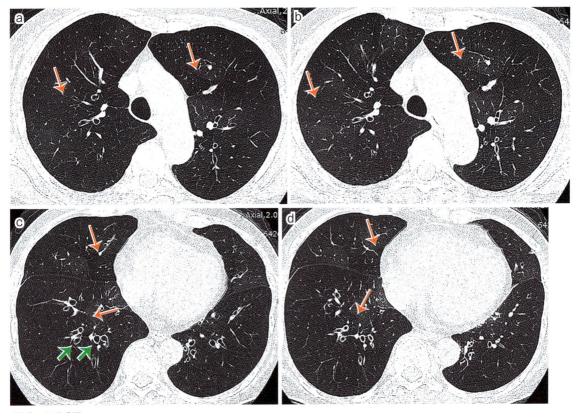

図2　HRCT
　　吸気CT（a・c）ではモザイク様所見を示す部分が呼気CT（b・d）ではair trapであることがわかる（→）．気管支壁の肥厚像もみられる（➡）．

D. 症例提示

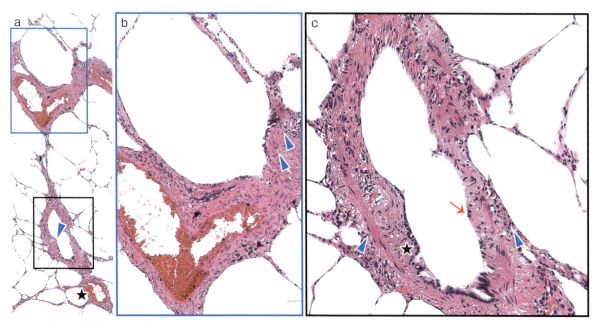

図3 病理所見（HE染色）

a：弱拡大．肺動脈（★）の隣の細気管支の内腔側が，一部肥厚している（▶）．
b：aの青枠部位の拡大．近傍の細気管支は拡張傾向である．細気管支の平滑筋（▶）．
c：強拡大（aの黒枠部位）．細気管支上皮下に線維性肥厚所見（★）がみられる．気管支上皮は剥離傾向である（→）．細気管支の平滑筋（▶）．

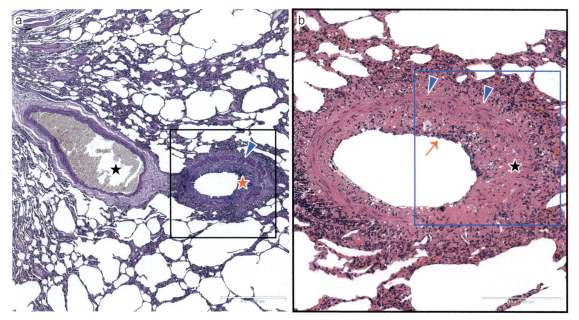

図4 病理所見

a：Alcian Blue PAS染色 弱拡大．肺動脈（★）の隣の細気管支の内腔側が，一部肥厚している所見（★）がみられる．細気管支の平滑筋（▶）．
b：HE染色 中拡大（aの黒枠部位）．細気管支上皮下に線維化に肥厚した所見（★）がみられる．気管支上皮は剥離傾向である（→）．細気管支の平滑筋（▶）．

LABA配合剤およびLAMAの併用療法による治療を行い，呼吸不全管理として陽圧換気下に経過観察を行ったが，発症約2年後呼吸不全にて永眠された．

BOの転帰は死亡で，閉塞性細気管支炎発現日から転帰までの日数は700日であった．

● 画像所見：図1〜2．

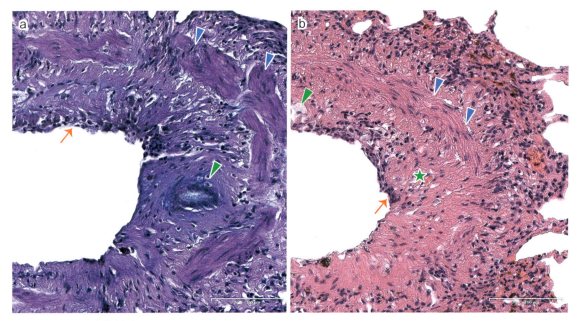

図5　図4bの青枠拡大

a：Alcian Blue PAS染色　強拡大．細気管支上皮下の線維性肥厚部位に細気管支上皮で被覆された小腔がみられる（▶）．平滑筋（▶）．

b：HE染色　強拡大．細気管支の上皮は剥離傾向（→）で泡沫状組織球（▶），リンパ球などの浸潤を伴って細気管支上皮下は線維性に肥厚している（★）．平滑筋（▶）．

● 病理所見：図3～5．

● 考察

本症例は，悪性血液疾患（リンパ腫）を基礎疾患とするBOの一例である[1,2]．悪性血液疾患に対する幹細胞移植が施行された症例のなかに，閉塞性細気管支炎症候群（bronchiolitis obliterans syndrome：BOS）およびBOを発症する場合があることは認識されてきている．本症例では幹細胞移植は実施されていなかった．BOは自己免疫異常を起因とする機序が推察されるが原因は特定できていない．幹細胞移植のない悪性血液疾患（悪性リンパ腫）の治療経過中に，細気管支領域においてconstrictive bronchiolitisが形成されてBOを発症していることが確認された点が大変興味深い．

■文献

1) 西原智恵，片平雄之，野上裕子，ほか．悪性リンパ腫の化学療法後に呼吸不全が進行し，閉塞性細気管支炎と診断された1例．日呼吸会誌 2014; **3**: 281-286

2) Nishihara T, Nakano H, Nogami H, et al. A 63-year-old woman with progressive dyspnea after remission of lymphoma. Chest 2017; **151**: e57-e62

症例⑫
抗菌薬内服に起因すると考えられた閉塞性細気管支炎の一例

- 症　例：27 歳，女性．
- 主　訴：労作時呼吸困難．
- 現病歴：10 歳時に上気道炎の治療目的で内服したアモキシシリンによると考えられた Stevens-Johnson 症候群を発症した．ステロイドパルス療法が施行されたが，発症 2 ヵ月後より進行性に労作時呼吸困難を生じたため当院紹介となった[1]．
- 検査所見

呼吸機能検査では，VC 1.07 L，%VC 52.9%，FEV_1 0.45 L，$%FEV_1$ 36.3%と，高度の混合性換気障害を呈した．

動脈血ガス分析（室内気）では，pH 7.396，$PaCO_2$ 36.7 Torr，PaO_2 72.0 Torr.

胸部 X 線写真で肺過膨張所見を認めた（図 1）．

- 臨床所見：発症 10 年目に在宅酸素療法を導入．両側の気胸を繰り返すため，発症 11 年目に左嚢胞切除術が施行された．安静時呼吸困難を自覚．臨床経過から BO と診断された．発症 15 年目に Ⅱ 型呼吸不全を生じ人工呼吸器管理を行った．抗菌薬治療，栄養管理などが継続され

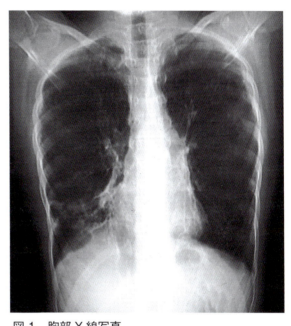

図 1　胸部 X 線写真
　両側肺は過膨張を示すが，右下葉は容積減少を示し，浸潤影を伴う．

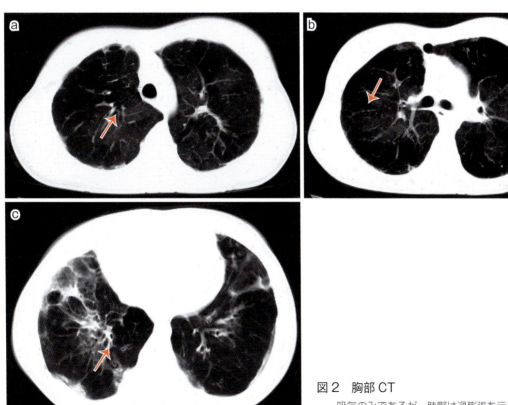

図 2　胸部 CT
　吸気のみであるが，肺野は過膨張を示す（→）．中葉，右下葉，左肺舌区には収縮を伴う浸潤影をみる．

たが，感染のコントロールに難渋した．発症17年目に呼吸不全のために永眠された．本症例では剖検が施行された．剖検肺は，肉眼的に上下葉に多数の閉塞した気管支を認めた．区域気管支で認められた気道閉塞部位の遠位側に気管支拡張像を認めた．

BOの転帰は死亡で，BO発現日から転帰までの日数は6,200日であった．

- 画像所見：図1〜2．
- 病理所見：図3〜6．

● 考察

本症例は，抗菌薬内服を契機に発症したStevens-Johnson症候群に続発したBOの一例である[1]．Stevens-Johnson症候群は，薬剤や病原体に対する免疫反応の異常を契機に発症する自己免疫の過剰応答と考えられているが，細気管支領域が標的となりBOが続発した本症例の臨床経過は大変興味深い．労作時呼吸困難の臨床症状と閉塞

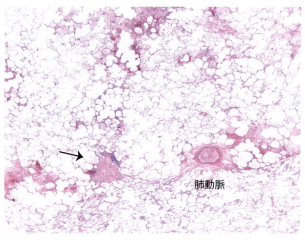

図3　ルーペ像（HE染色）
　　肺動脈に伴走する膜性細気管支が閉塞している（→）．HE染色のみでは，単なる線維化巣として誤認されやすい所見である．

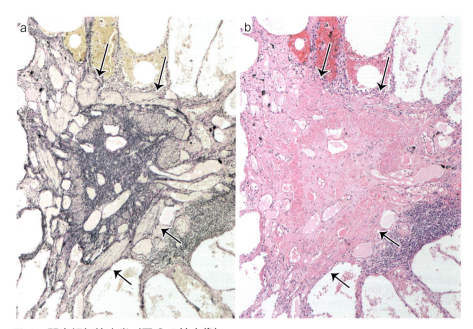

図4　閉塞細気管支炎（図3の拡大像）
　　a：Elastica van Gieson染色
　　b：HE染色
　　膜性細気管支の内腔は，弾性線維の高度な増加を伴う線維化によって閉塞している．線維化には膜性細気管支壁から毛細血管・小血管が入り込んでいるが，膜性細気管支壁の弾性線維や平滑筋（→）は保たれている．細気管支周囲の胞隔には軽度の線維化がみられるのみであり，炎症細胞浸潤も軽度である．

性障害があるにもかかわらず，胸部画像では肺過膨張所見以外には明らかな肺実質病変が乏しい点は，その他のBO症例と共通する点である．本症例は病理解剖が施行されて病理所見ではconstrictive bronchiolitisというBOに特徴的な病理所見が同定されている．

■文献
1) Sugino K, Hebisawa A, Uekusa T, et al. Bronchiolitis obliterans associated with Stevens-Johnson Syndrome: histopathological bronchial reconstruction of the whole lung and immunohistochemical study. Diagn Pathol 2013; **8**: 134

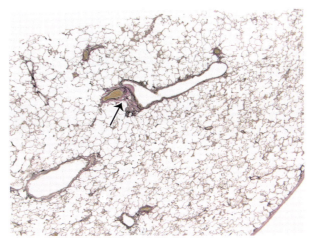

図5 軽度の病変を伴う膜性細気管支（→）（Elastica van Gieson染色）

この所見も図3と同様，HE染色のみでは見逃しやすい所見である．

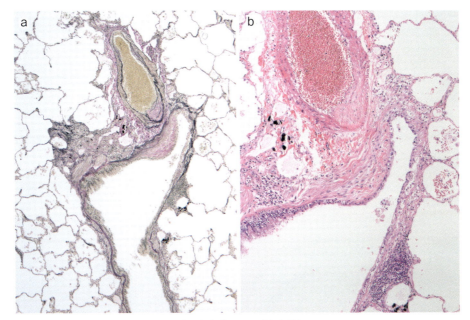

図6 軽度の病変を伴う膜性細気管支（図5の拡大像）

a：Elastica van Gieson染色
b：HE染色
線維化巣が巣状の隆起性病変を形成している．細気管支壁の弾性線維・平滑筋は保たれている．

症例⑬
母子で摂取したアマメシバによる閉塞性細気管支炎の一例（母親）

- 症　例：55歳，女性．
- 主　訴：咳嗽と労作時呼吸困難．
- 現病歴：アマメシバを摂取開始から約3ヵ月後に咳嗽と呼吸困難が出現した．摂取から8ヵ月後（計1,440g摂取）に当院受診となった[1]．

- 検査所見

呼吸機能検査では，VC 1.5L，%VC 61.0%，FEV_1 0.62L，%FEV_1 31.3%．

動脈血ガス分析（室内気）では，pH 7.448，$PaCO_2$ 36.2 Torr，PaO_2 55.0 Torr であり，高度の閉塞性障害を認めて，当初気管支喘息として治療を行ったが治療反応性

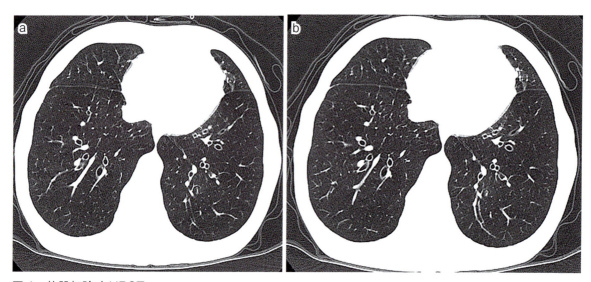

図1　施設初診時 HRCT
　a：吸気．大動脈弓部上縁レベルのCTであるが，肺野の透過性亢進の混在によるモザイク様所見を認める．区域枝から亜区域枝レベルの気管支壁の軽度肥厚と拡張を認める．
　b：呼気．呼気CTでも吸気とほぼ同様の所見で，十分な呼気状態が取れていないものと考えられる．

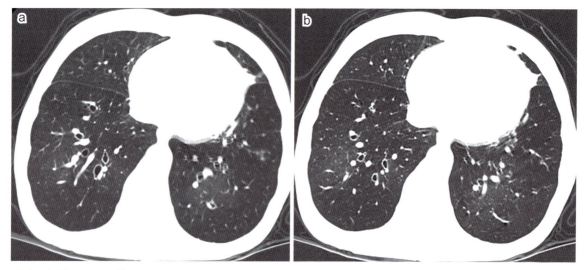

図2　初診15ヵ月後 HRCT
　a：吸気．病変は初診7ヵ月後に比べてさらに進行し，区域枝から亜区域枝レベルの気管支拡張が進行，モザイク様所見もより明瞭となっている．
　b：呼気．aに比べてモザイク様所見がより明瞭となっている．

が不良であった．

その後，母子でアマメシバの摂取歴があることが判明し，アマメシバによるBOの臨床診断となった．

● **臨床経過**：初診から4ヵ月後にプレドニゾロン内服治療を行ったが治療反応性が不良であったため，漸減中止となった．経過中，肺アスペルギルス症および非結核性抗酸菌症の合併を伴った．徐々に高炭酸ガス血症を認めて，初診から1年4ヵ月後に非侵襲的陽圧換気療法を要した．

初診から約2年で呼吸不全の進行にて永眠された．剖検が施行されてBOの所見を認めた．

BOの転帰は死亡で，閉塞性細気管支炎発現日から転帰までの日数は908日であった．

● 画像所見：図1～2．
● 病理所見：図3～6．

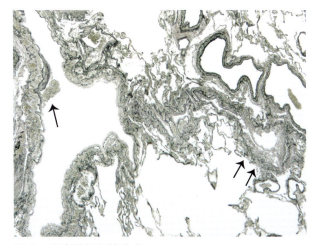

図3 閉塞性細気管支炎
Elastica van Gieson染色．細気管支内腔の狭窄が巣状に認められる（→）．

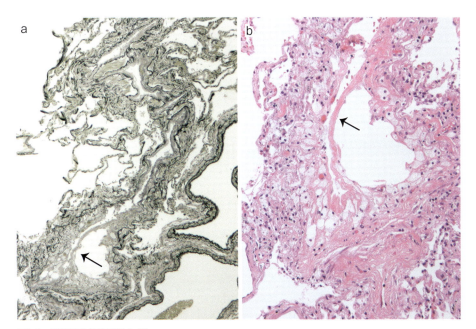

図4 閉塞性細気管支炎
a：Elastica van Gieson染色
b：HE染色
狭窄部では，泡沫状組織球の集簇を伴う肉芽組織・線維組織が細気管支粘膜に形成されているほか，細気管支内腔を横断するような索状線維化も認められる（→）．

● **考察**

本症例は，アマメシバという加工食品を摂取したことに起因すると考えられたBOの一例である．アマメシバの学名はSauropus androgynusであり，減肥効果があると宣伝されてアマメシバ含有加工食品が販売された．その一方で，重篤な健康被害のひとつとしてBOが報告された[1]．

咳嗽と呼吸困難の臨床症状を呈する一方で，呼吸機能検査で認める著明な閉塞性障害を示唆する肺実質病変は観察されなかった．喘息の治療に反応が乏しく，BOが鑑別にあがり外科的肺生検によってBO診断となった．病理所見ではconstrictive bronchiolitisというBOに特徴的な所見が同定されている．詳細な問診聴取により，アマメシバの大量摂取という貴重な診療情報が得られている．

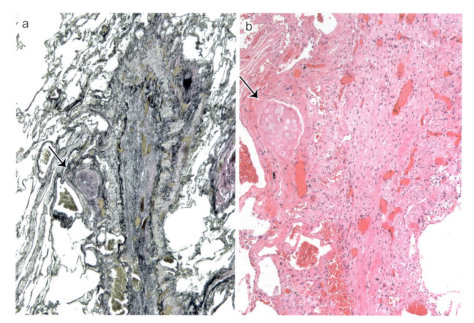

図5 閉塞性細気管支炎
　a：Elastica van Gieson 染色
　b：HE 染色
　軟骨（→）を有する小気管支の内腔が，弾性線維の増加を伴う線維化で閉塞している．図4の病変に比べて長い時間経過をうかがわせる病変であり，本症例に新旧の病変が混在していることを示している．

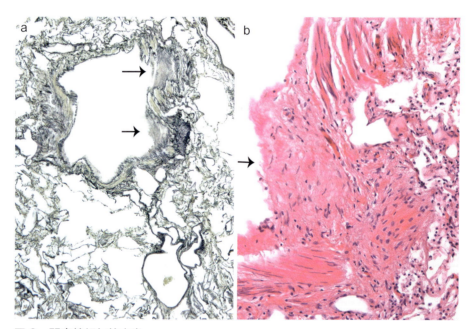

図6 閉塞性細気管支炎
　a：Elastica van Gieson 染色
　b：HE 染色
　小気管支粘膜の一部に硝子性線維化が認められる（→）．気道壁の平滑筋・弾性線維は保たれている．

病理学的に constrictive bronchiolitis が確認でき，母子で摂取したアマメシバにより発症した BO の母親の症例であり，貴重である．

■文献
1) 林　美保，田川暁大，小倉高志，ほか．アマメシバ摂取による閉塞性細気管支炎が疑われた母娘例．日呼吸会誌 2007; **45**: 81-86

症例⑭
母子で摂取したアマメシバによる閉塞性細気管支炎の一例（娘）

- 症　例：29歳，女性．
- 主　訴：労作時呼吸困難．
- 現病歴：アマメシバを摂取開始から約6ヵ月後に呼吸困難が出現してきた．摂取から9ヵ月後（計1,200g摂取）に当院を受診となった[1]．
- 検査所見

呼吸機能検査では，VC 1.95 L，%VC 66.3％，FEV_1 1.0 L，%FEV_1 34.8％．

動脈血ガス分析（室内気）では，pH 7.415，$PaCO_2$ 35.5 Torr，PaO_2 68.1 Torr．

- 臨床経過：呼吸機能検査上，高度の閉塞性障害を認めて，気管支喘息として治療を行ったが治療反応性が不良であった．母子でアマメシバの摂取歴があることが判明し，アマメシバによるBOの臨床的診断がなされた．初診から3ヵ月後にLABAとプレドニゾロン（PSL）30 mg内服治療を行ったが，PSL内服から2ヵ月後にはアスペルギルス症を合併した．2年間の挿管人工呼吸器管理を経て，初診から約3年で永眠された．剖検にてBOの所見を認めた．

BOの転帰は死亡で，BO発現日から転帰までの日数は1,133日であった．

- 画像所見：図1～3．
- 病理所見：図4～6．

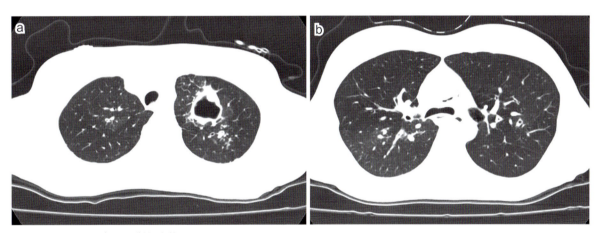

図1　アスペルギルス感染時薄層CT
区域枝から中層部気管支の拡張と壁肥厚，モザイク様所見を認めるが，細気管支炎と思われる小葉中心性粒状陰影や分岐状陰影はほとんどみられない．左上葉や下葉に壁の厚い空洞病変とその周囲の気道散布性粒状陰影がみられ，アスペルギルス感染症を疑う所見であった．

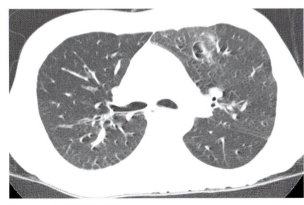

図2　1年後薄層CT
区域気管支から中層部気管支の拡張や壁肥厚は進行している．左上葉の空洞，壁は菲薄化し内腔は平滑となっていた．

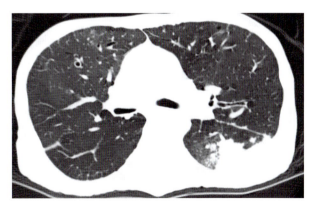

図3　2年後薄層CT
区域気管支から中層部気管支の拡張はさらに進行し，モザイク様所見が明瞭となっている．左上葉，下葉に多発性にコンソリデーションがみられた．

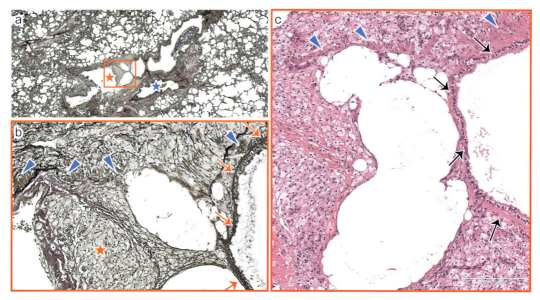

図4　病理所見

　a：Elastica van Gieson 染色 弱拡大，b：強拡大（aの赤枠部分）．肺動脈（★）隣の気管支の内腔に一部閉塞所見（★）がみられる．気管支上皮の被覆（→）と平滑筋（▶）所見より，気管支壁周囲から内腔に泡沫細胞集簇を伴う線維化などによる気管支内腔の一部閉塞がみられる．

　c：HE 染色 強拡大（aの赤枠部分）．気管支上皮の被覆（→）と気管支平滑筋（▶）所見より，気管支壁周囲から内腔に泡沫細胞集簇を伴う線維化などによる気管支内腔の一部閉塞がみられる．

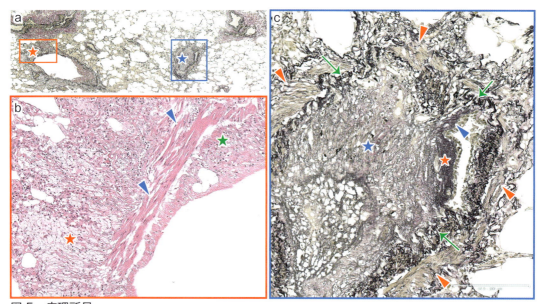

図5　病理所見

　a：Elastica van Gieson 染色 弱拡大．肺動脈の隣の気管支の内腔に狭窄（★）や閉塞（★）所見がみられる．

　b：HE 染色 強拡大（aの赤枠部位）．気管支壁周囲に泡沫細胞の集簇（★），気管支内腔に弾性線維の増生（★）を伴う線維化部位があり気管支上皮の被覆はない．気管支の平滑筋（▶）．

　c：Elastica van Gieson 染色 強拡大（aの青枠部位）．細気管支の平滑筋（▶）と弾性線維（→）の所見より，内腔は弾性線維増生（★）を伴う線維化変化でほとんど閉塞し，気管支上皮の被覆（▶）がある気道腔はわずかである．

● 考察

　本症例は，アマメシバという加工食品を摂取したことに起因すると考えられた BO の一例である．詳細な問診聴取によってアマメシバ摂取の病歴が得られたことが BO を鑑別にあげる一因になったと考えられる[1]．本症例は病理解剖が施行され，病理所見では constrictive bronchiolitis という BO に特徴的な病理所見が同定されている．本症例のように臨床経過中に様々な呼吸器感染症の合併が

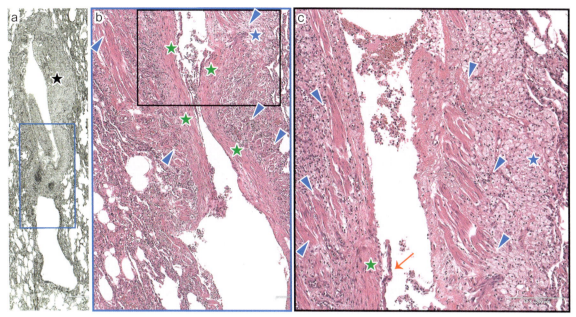

図6　病理所見
　a：Elastica van Gieson 染色 弱拡大．気管支壁の肥厚（★）がみられる．
　b：HE 染色 中拡大（a の青枠部位）．気管支壁周囲に泡沫細胞の集簇（★），気管支内腔に線維性肥厚（★）がある．気管支の平滑筋（▶）．
　c：HE 染色 強拡大（b の黒枠部位）．気管支壁周囲に泡沫細胞の集簇（★），気管支内腔に線維性肥厚（★）がある．気管支上皮の被覆（→）がわずかにみられる．気管支の平滑筋（▶）．

原疾患の予後に影響を与えうる．

■文献
1) 林　美保，田川暁大，小倉高志，ほか．アマメシバ摂取による閉塞性細気管支炎が疑われた母娘例．日呼吸会誌 2007; **45**: 81-86

症例⑮
アマメシバ摂取に起因すると考えられた閉塞性細気管支炎の一例

- 症　例：72歳，女性．
- 主　訴：労作時呼吸困難．
- 現病歴：受診3ヵ月より労作時呼吸困難を自覚し，当院呼吸器内科受診となった[1]．呼吸困難に対し，気管支拡張薬・吸入ステロイド，および抗アレルギー薬を処方するも自覚症状の改善はなかった．初診より4ヵ月後労作時呼吸困難が増悪したため精査目的で入院となった．

- 検査所見

呼吸機能検査では，VC 1.12 L，%VC 51.1%，FEV_1 0.45 L，%FEV_1 29.0%．

動脈血ガス分析（室内気）では，pH 7.43，$PaCO_2$ 46.3 Torr，PaO_2 76.6 Torr．

HRCTにてモザイク状の濃度不均一所見および気管支拡張像を認めた．

換気血流シンチグラフィでも部分的な集積低下を認めたため，臨床的にBOの診断となった．

同時期に口腔内乾燥症状と種々の検査から，Sjögren症候群と診断した．

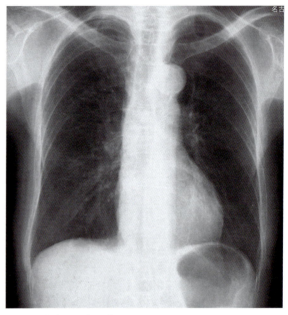

図1　胸部X線写真
　末梢の血管は疎となっており，肺野は過膨張傾向と思われる．

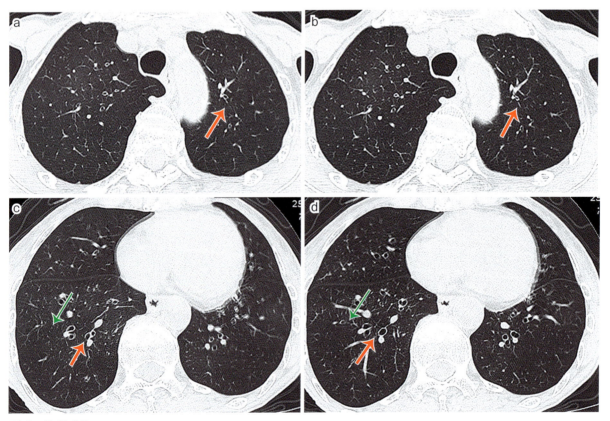

図2　胸部CT
　吸気CT（a・c）ではモザイク様所見を示す部分が呼気CT（b・d）ではair trapであることがわかる（→）．気管支壁の肥厚像もみられる（→）．

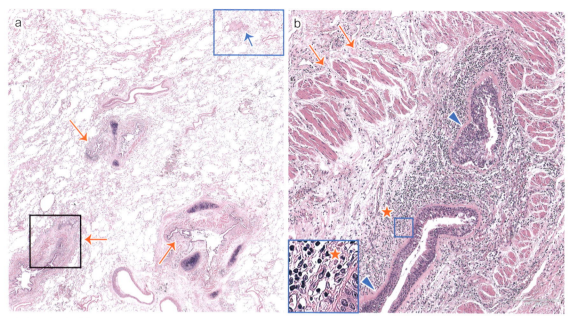

図3　病理所見
　a：HE染色 弱拡大．軟骨がある気管支壁の肥厚，気管支内腔の狭窄（→）があり，末梢の細気管支は狭窄閉塞傾向である（→）．
　b：HE染色（aの黒枠部位の中拡大）．平滑筋（→）で囲まれた細気管支内腔は線維性に肥厚し狭小化している．リンパ球などが集簇（青枠部位の中拡大★）し，基底膜肥厚（▶）がみられる．

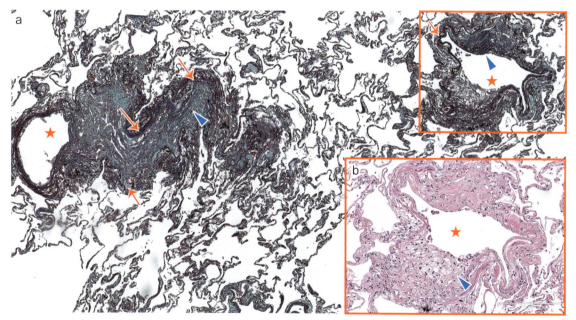

図4　病理所見
　a：Elastica Masson Goldner染色 中拡大（図3aの青枠部位）．太い弾性線維（→）で囲まれた細気管支内腔は弾性線維増生（▶）を伴って線維性に肥厚，閉塞傾向で，一部に残存した気腔（★）がみられる．
　b：HE染色（aの赤枠部位の強拡大）．細気管支内腔は泡沫状組織球の集簇を伴い狭窄（★）がみられる．

●臨床経過：吸入ステロイドおよび気管支拡張薬吸入での経過観察となった．初診より1年後，健康食品であるアマメシバを摂取していた患者娘も同様の呼吸不全を認めたため問診を行ったところ，患者自身もアマメシバ摂取が判明し，アマメシバ関連BOの臨床診断となった．同時期に在宅酸素療法を導入し，5年後に徐々に消耗傾向となり永眠された．家人承諾が得られたため病理解剖を施行．

第2章　閉塞性細気管支炎

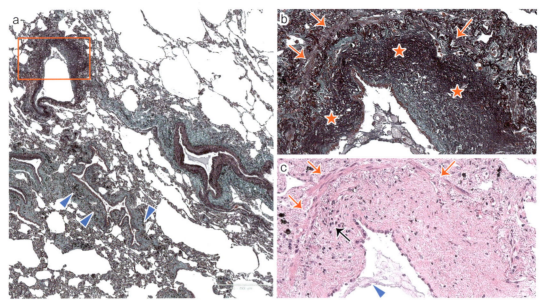

図5　病理所見

　a：Elastica Masson Goldner 染色 中拡大．細気管支壁内腔の一部肥厚（→）がみられる．その末梢レベル細気管支壁は炭粉沈着（▶）を伴い肥厚している．

　b：aの赤枠部位 強拡大（Elastica Masson Goldner 染色）・c：aの赤枠部位の強拡大（HE 染色）．平滑筋，弾性線維（→）で囲まれた細気管支内腔が弾性線維増生（★）を伴って線維性に肥厚している．細胞浸潤は乏しく（→），炭粉沈着がある．上皮は剝離傾向で，泡沫状細胞（▶）が一部気腔にみられる．

BO の転帰は死亡で，BO 発現日から転帰までの日数は4,186 日であった．

- 画像所見：図1〜2.
- 病理所見：図3〜5.

● 考察

本症例は，アマメシバという加工食品を摂取したことに起因すると考えられた BO の一例である[1]．経過中に Sjögren 症候群の診断基準に合致する症状を呈していた．アマメシバ摂取が Sjögren 症候群の発症に与える影響は不明である．また，Sjögren 症候群の診断が臨床経過に与える影響も不明である．本症例は病理解剖を施行し，病理所見では constrictive bronchiolitis という BO に特徴的な病理所見を同定している．詳細な問診聴取の重要性を再認識できる．近年の国民の健康意識の高まりにより，それに応える形で市場には多種多様な健康補助食品（サプリメント）が提供されているのが現状である．どのようなサプリメントの摂取により，どの程度の頻度で健康被害が出ているのか，また，その因果関係がどの程度示唆されているのか，など不明確な部分が多数あることも事実である．

■文献

1) 長谷川好規．閉塞性細気管支炎の病態と治療．日内会誌 2011; **100**: 772-776

第3章
Hermansky-Pudlak症候群合併間質性肺炎

A 病因と発症機序

　肺線維症は，環境因子と遺伝因子がその発生にかかわっており，肺線維芽細胞の集簇と細胞外基質の蓄積が特徴である．肺線維症にかかわる遺伝疾患のなかで，高率に肺線維化をきたす疾患が，Hermansky-Pudlak症候群（Hermansky-Pudlak syndrome：HPS）である．HPSは，1959年にチェコスロバキアの医師であるDr. Frantisek HermanskyとDr. Paulus Pudlakによって眼と皮膚の白皮症および出血傾向を呈する2症例がはじめて報告された[1]．眼，皮膚，毛髪のチロシナーゼ陽性メラニン色素脱失症，血小板機能低下による出血傾向と組織網内系細胞におけるセロイド様物質の沈着を三大特徴とする．常染色体劣性遺伝疾患であり，約70〜80％に肺線維症を合併する．世界的な発症頻度は50万〜100万人に1人とまれであるが，プエルトリコでは，人口1,800人に1人と発症頻度が高く，21人に1人がキャリアである．HSP-1とHSP-3が主なサブタイプである[2]．

1. 臨床と病理

　1976年にDaviesとTuddenhamがHPSと間質性肺炎（interstitial pneumonia：IP）との関連性をはじめて報告している[3]．HPSのなかで重症の間質性肺炎を呈するのはHPS-1，HPS-2とHPS-4である[4]．特にHPS-1では約80％にIPが発症する[5]．IPはHPSの約半数の死亡原因であり，予後を規定する重要なリスクである．特発性肺線維症（idiopathic pulmonary fibrosis：IPF）が通常50歳以上で発症するのに対して，HPS-IPは若く30〜40歳代に発症する．女性のほうが多く，男性の約2倍である[6]．IPF，HPS-IPともに治療抵抗性である．IPFは約3年で半数が死亡するのに対して，HPS-IPの多くは診断から約10年間生存するため，予後はほぼ同等とされる[4]．呼吸機能上，拘束性障害を呈するが，閉塞性障害を呈することもある．胸部X線写真では，IPFと異なり，上肺野，下肺野，胸膜直下，内側に比較的均等に網状影を呈する．胸部CTでもびまん性にすりガラス影，網状影，牽引性気管支拡張，蜂巣肺を認める．気腫性変化や囊胞状変化も混在する[7]．病理所見は，usual interstitial pneumonia（UIP）の組織所見と類似しているが，肺胞マクロファージ主体の胞隔炎，セロイド様物質のマクロファージ内の沈着，ラメラ小体（giant lamellar body degeneration）を含む泡沫状に腫大・変性したⅡ型肺胞上皮細胞を特徴とする[8]．

2. 病因と病態

　肺線維症の病態は，IPFを中心に解明が進んできた．肺線維症の病態は，侵襲による慢性炎症が継続するために線維化するという炎症中心の考えから，侵襲が損傷を引き起こし，遺伝因子が関連する異常な免疫や炎症のために不十分な修復が繰り返されることによって線維化が進展するという，損傷と修復の異常が病態の中心と考えられるようになった[9]．損傷のトリガーは，ウイルス感染，喫煙，粉塵吸入，微量誤嚥，酸化ストレスなどの環境因子であるが，環境因子の曝露は非特異的であり，損傷を生じるか否かは個々の感受性による．環境と生体との相互作用において，ゲノム，エピゲノム（DNAメチル化，ヒストン修飾，noncoding RNA），および加齢に伴う様々な細胞機能低下の結果，表現型が決定する[10]．

　線維化の過程では，まずはじめに，損傷に対する感受性の高い細胞が，恒常性維持機構の破綻によって，細胞死に誘導される．IPFのⅡ型上皮細胞には小胞体ストレスに特異的な蛋白の発現が認められ，caspaseをはじめとするアポトーシスシグナル伝達因子の発現亢進および活性化が認められる[11〜13]．活性酸素は，肺上皮細胞損傷・アポトーシスをはじめとして，上皮細胞や線維芽細胞の活性化，上皮細胞の細胞死や細胞老化に関与する．IPFと異なり，HPS-IPは，単一の遺伝子変異が原因で起こる肺線維症である．HPS自然発症マウスモデルを用いて病態解析が進み，IPFと類似した機序が関与するとともに，IPFの病態解明にも寄与している．

a. HPS遺伝子

　HPSは10タイプ（HPS-1〜-10）あり，それぞれ独自の遺伝子変異を有する．HPS-1が最も多く，HPS-2，HPS-4とともに，他のタイプより重症である[4]．日本人の報告もHPS-1の報告がほとんどである．HPS遺伝子がコードするHPS蛋白は，その多くがリソソーム関連蛋白複合体（biogenesis of lysosome-related organelle complex：BLOC）の構成蛋白である．BLOCは，リソソーム関連細胞内小器官（lysosome-related organelles：LROs，メラノソーム，血小板濃染顆粒，アズール顆粒，Ⅱ型肺胞上皮細胞に含まれるラメラ小体，サーファクタント蛋白（surfactant protein：SP）など）において，small GTPasesを活性化し，膜蛋白輸送に関与している[14]．HPS-2は，

adaptor protein-3（AP-3）の β-subunit をコードしており，AP3 はエンドゾームからリソソーム膜蛋白質の細胞質領域に結合している[15]．したがって，HPS における遺伝子変異は，リソソームや LROs の形成・機能障害や細胞内蛋白輸送の障害をきたす．メラノサイトにおいては，メラノソームへの蛋白輸送が障害され，メラニン色素の合成，貯蔵障害が発生し，眼，皮膚色素脱出症をきたす．血小板においては，血小板濃染顆粒へのセロトニンやADP，ATP の輸送低下が生じ，血小板放出異常症による出血傾向をきたす．また，全身臓器，特に，骨髄，肝臓，脾臓などの網内系細胞にセロイド様物質が沈着し，肉芽腫性大腸炎や間質性腎炎，心筋症などをきたす[16]．

b．肺胞マクロファージの活性化

HPS-1 患者において，気管支肺胞洗浄（bronchoalveolar lavage：BAL）液中の細胞数や肺胞マクロファージ数は増加し，活性化した肺胞マクロファージからのサイトカイン産生（MCP-1，MIP-1，GM-CSF，M-CSF）も増加しており，HSP-IP ではさらに増加する[17]．活性化した上皮細胞からも産生される MCP-1 が肺胞マクロファージを集簇させ，肺胞マクロファージより産生される TGF-β が肺上皮細胞のアポトーシスを誘導し，線維芽細胞の増殖と筋線維芽細胞への分化を促し，線維化を亢進すると考えられる．HPS-IP における線維化の機序のひとつとして，リソソーム活性の異常や細胞内蛋白輸送の障害によって，肺胞マクロファージに蓄積したセロイド様物質や II 型肺胞上皮細胞内のサーファクタント分泌異常が局所での炎症の引き金を引き，持続的な肺胞マクロファージの活性化とサイトカイン産生，および線維芽細胞の集簇に至ると考えられる[18,19]．

HPS-1 や HPS-2 のマウスモデル（それぞれ pale ear, pearl mice）では，II 型肺胞上皮細胞より産生される S-nitrosylated SP-D や MCP-1 によって集簇した肺胞マクロファージによる胞隔炎を呈するが，加齢とともに肺気腫は生じるものの，肺線維化は生じない[20〜22]．これに対して，HSP1/2 double mutant mice では，産生が増加した S-nitrosylated SP-D や MCP-1 によって肺胞マクロファージが集簇し，胞隔炎はより高度となる．加齢に伴い肺胞マクロファージ優位の胞隔炎は，II 型肺胞上皮細胞のアポトーシスと線維芽細胞の集簇を伴って肺線維症に至る[23]．細胞内蛋白輸送の障害によって，リソソーム機能異常をきたした肺胞上皮細胞由来のサイトカインによって肺胞マクロファージは活性化され，線維化の感受性が亢進した状態にあると考えられる．

c．II 型肺胞上皮細胞における小胞体ストレスとリソソームストレス

IPF において小胞体ストレスによるアポトーシスが注目されたのは，家族性肺線維症の 8〜15％ 程度に，サーファクタント関連遺伝子である SFTPC，SFTPA2 の変異が認められたことがきっかけである[24]．異常なサーファクタント蛋白が II 型肺胞上皮細胞に蓄積することによって小胞体ストレスが惹起され，細胞は unfolded protein response（UPR）と呼ばれる反応を起こす．サーファクタント遺伝子変異のない IPF でも小胞体ストレスが認められる[25]．ストレスが解消されなければ，細胞は慢性のストレスを受けアポトーシス感受性が増す．

HPS-IP 患者の BAL 液中の肺胞マクロファージや II 型肺胞上皮細胞内には巨大なラメラ小体が含有されており，細胞内蛋白輸送の障害に伴うリソソーム機能異常によって，異常蛋白が蓄積し，小胞体ストレスやリソソームストレスによって II 型肺胞上皮細胞のアポトーシスが惹起され，肺線維化に関与すると考えられる．細胞内小胞輸送にかかわる Rab38 が機能しなくなると，SP-B がリソソーム関連細胞内小器官であり，ラメラ小体中に増加し，分泌障害を生じることが報告されている[26]．リソソームストレスによるアポトーシスには cathepsin D が関与し，小胞体ストレスによるアポトーシスには ATF4，CHOP が関与するが，これらの発現が II 型肺胞上皮細胞に認められる．

マウス肺上皮細胞への変異型 SP-C 遺伝子導入により変異型蛋白が蓄積し，小胞体ストレスを介するアポトーシスが惹起されるが，それだけでは線維化には至らない．ウイルス感染やブレオマイシン投与による"セカンドヒット"によって過剰なアポトーシスと肺線維化が生じる[27]．同様に，pale ear, pearl mice では，II 型肺胞上皮細胞へのリン脂質貯留と，肺胞マクロファージによる胞隔炎を呈するが，肺気腫は生じるものの，肺線維化は生じない．しかし，シリカやブレオマイシン投与によって TGF-β の産生亢進，II 型肺胞上皮細胞のアポトーシスを伴って肺線維症を生じる．これらのマウスでは，BAL 液中の SP-B や SP-C が減少しており，SP の分泌低下が認められる．SP-B や SP-C は，細胞内のラメラ小体に分泌されずに蓄積されている[20,21]．これらのマウスでは，pro-SP-C の発現する細胞に cleaved caspase-3 や TUNEL 陽性細胞が認められる．また，HPS-1/2 double knockout mice の II 型肺胞上皮細胞においては小胞体ストレスやリソソームストレスと II 型肺胞上皮細胞のアポトーシスや線維化との関連性が認められている[23]．

肺線維症の病態には，凝固能亢進や自然免疫，インフラマソーム，胎生期に活性化する Wnt-β-catenin や sonic hedgehog シグナル，線維芽細胞の起源など，まだまだ解明すべき課題が残されている．最近，肺線維症の病態における細胞老化やオートファジーの役割が注目されている．これらの機構は，小胞体ストレスと同様に，細胞内の恒常性維持機構である．最近の報告であるが，HPS-IP のマウ

スモデルにおいてオートファジーを亢進させることによって肺線維化が抑制されることが報告されている[28]．線維化にかかわるsiRNAも報告されており，エピゲノムの解析をはじめとして今後の研究成果が待たれる．

■文献

1) Hermansky F, Pudlak P. Albinism associated with hemorrhagic diathesis and unusual pigmented reticular cells in the bone marrow: report of two cases with histochemical studies. Blood 1959; **14**: 162-169
2) Hurford MT, Sebastiano C. Hermansky-pudlak syndrome: report of a case and review of the literature. Int J Clin Exp Pathol 2008; **1**: 550-554
3) Davies BH, Tuddenham EG. Familial pulmonary fibrosis associated with oculocutaneous albinism and platelet function defect: a new syndrome. Q J Med 1976; **45**: 219-232
4) Vicary GW, Vergne Y, Santiago-Cornier A, et al. Pulmonary fibrosis in Hermansky-Pudlak syndrome. Ann Am Thorac Soc 2016; **13**: 1839-1846
5) 田村尚亮．ヘルマンスキー・パドラック症候群．呼吸 2010; **29**: 412-416
6) 中谷行雄，山中正二，唐　小燕，ほか．Hermansky-Pudlak症候群の肺病理と病態．病理と臨床 2006; **24**: 913-920
7) 近藤光子．Hermansky-Pudlak症候群．呼吸器科 2009; **15**: 429-433
8) Nakatani Y, Nakamura N, Sano J, et al. Interstitial pneumonia in Hermansky-Pudlak syndrome: significance of florid foamy swelling/degeneration (giant lamellar body degeneration) of type-2 pneumocytes. Virchows Arch 2000; **437**: 304-313
9) Gross TJ, Hunninghake GW. Idiopathic pulmonary fibrosis. N Engl J Med 2001; **345**: 517-525
10) Yang IV. Epigenomics of idiopathic pulmonary fibrosis. Epigenomics 2012; **4**: 195-203
11) Tanjore H, Blackwell TS, Lawson WE. Emerging evidence for endoplasmic reticulum stress in the pathogenesis of idiopathic pulmonary fibrosis. Am J Physiol Lung Cell Mol Physiol 2012; **302**: L721-L729
12) Barbas-Filho JV, Ferreira MA, Sesso A, et al. Evidence of type II pneumocyte apoptosis in the pathogenesis of idiopathic pulmonary fibrosis (IFP)/usual interstitial pneumonia (UIP). J Clin Pathol 2001; **54**: 132-138
13) Kuwano K, Hagimoto N, Maeyama T, et al. Mitochondria-mediated apoptosis of lung epithelial cells in idiopathic interstitial pneumonias. Lab Invest 2002; **82**: 1695-1706
14) Chiang PW, Oiso N, Gautam R, et al. The Hermansky-Pudlak syndrome 1 (HPS1) and HPS4 proteins are components of two complexes, BLOC-3 and BLOC-4, involved in the biogenesis of lysosome-related organelles. J Biol Chem 2003; **278**: 20332-20337
15) Huizing M, Scher CD, Strovel E, et al. Nonsense mutations in ADTB3A cause complete deficiency of the beta3A subunit of adaptor complex-3 and severe Hermansky-Pudlak syndrome type 2. Pediatr Res 2002; **51**: 150-158
16) 杉野圭史，本間　栄．Hermansky-Pudlak症候群と間質性肺炎．呼吸 2011; **30**: 371-378
17) Rouhani FN, Brantly ML, Markello TC, et al. Alveolar macrophage dysregulation in Hermansky-Pudlak syndrome type 1. Am J Respir Crit Care Med 2009; **180**: 1114-1121
18) Nguyen T, Wei ML. Hermansky-Pudlak HPS1/pale ear gene regulates epidermal and dermal melanocyte development. J Invest Dermatol 2007; **127**: 421-428
19) Guttentag SH, Akhtar A, Tao JQ, et al. Defective surfactant secretion in a mouse model of Hermansky-Pudlak syndrome. Am J Respir Cell Mol Biol 2005; **33**: 14-21
20) Young LR, Pasula R, Gulleman PM, et al. Susceptibility of Hermansky-Pudlak mice to bleomycin-induced type II cell apoptosis and fibrosis. Am J Respir Cell Mol Biol 2007; **37**: 67-74
21) Yoshioka Y, Kumasaka T, Ishidoh K, et al. Inflammatory response and cathepsins in silica-exposed Hermansky-Pudlak syndrome model pale ear mice. Pathol Int 2004; **54**: 322-331
22) Atochina-Vasserman EN, Bates SR, Zhang P, et al. Early alveolar epithelial dysfunction promotes lung inflammation in a mouse model of Hermansky-Pudlak syndrome. Am J Respir Crit Care Med 2011; **184**: 449-458
23) Mahavadi P, Korfei M, Henneke I, et al. Epithelial stress and apoptosis underlie Hermansky-Pudlak syndrome-associated interstitial pneumonia. Am J Respir Crit Care Med 2010; **182**: 207-219
24) Setoguchi Y, Ikeda T, Fukuchi Y. Clinical features and genetic analysis of surfactant protein C in adult-onset familial interstitial pneumonia. Respirology 2006; **11** (Suppl): S41-S45
25) Thomas AQ, Lane K, Phillips J 3rd, et al. Heterozygosity for a surfactant protein C gene mutation associated with usual interstitial pneumonitis and cellular nonspecific interstitial pneumonitis in one kindred. Am J Respir Crit Care Med 2002; **165**: 1322-1328
26) Osanai K, Higuchi J, Oikawa R, et al. Altered lung surfactant system in a Rab38-deficient rat model of Hermansky-Pudlak syndrome. Am J Physiol Lung Cell Mol Physiol 2010; **298**: L243-L251
27) Tanjore H, Blackwell TS, Lawson WE. Emerging evidence for endoplasmic reticulum stress in the pathogenesis of idiopathic pulmonary fibrosis. Am J Physiol Lung Cell Mol Physiol 2012; **302**: L721-L729
28) Ahuja S, Knudsen L, Chillappagari S, et al. MAP1LC3B overexpression protects against Hermansky-Pudlak syndrome type-1-induced defective autophagy in vitro. Am J Physiol Lung Cell Mol Physiol 2016; **310**: L519-L531

全国疫学調査

平成26年度からの厚生労働科学研究費補助金難治性疾患政策克服研究事業として開始された「びまん性肺疾患に関する調査研究」班の稀少難治性びまん性肺疾患分科会において，日本におけるはじめてのHermansky-Pudlak症候群（Hermansky-Pudlak syndrome：HPS）合併間質性肺炎に関する大規模な疫学調査に着手し，その結果を踏まえてHPS合併間質性肺炎の診断および治療を検討することが計画された．ちなみに難病法の施行の指定難病となっている「眼皮膚白皮症」（「第3章-C. Hermansky-Pudlak症候群を含む「眼皮膚白皮症」の診断基準と重症度判定基準」参照）が施行されたのは，この疫学調査後の平成27年7月1日からであり，HPSの診断基準や重症度判定の情報の得られていない時期であった．

1. アンケートの実際

平成26年9月に日本呼吸器学会707認定施設の呼吸器内科代表者に向けてアンケートを送付し，同年12月までにその結果をまとめた．アンケート内容としては稀少疾患であることを考慮し，おおよそ20年間における診療実態を調査する内容とした．実際のアンケート内容を表1に示す．

2. 全国疫学調査の結果

HPS合併間質性肺炎に関する疫学調査に関するアンケートの結果，日本呼吸器学会認定施設707施設のうち471施設（66.6％）から返答があり，そのうち61施設（13.0％）において過去20年間に71症例，うち重複と思われる5症例を除くと実際には66症例の診療例があることがわかった[1]．そのうち，初診時の記載がないものが6例，20年以上前との記載しかないものが5例，計11症例を除いた55症例を初診時の年別にグラフにしたものを図1に示す．この結果から年に平均約2.5人のHPS合併間質性肺炎患者が日本呼吸器学会認定施設を受診していることが示される．これらの患者が外来や治療を受ける期間はそれぞれであることが推定されるが，現在診療を継続しているのは8施設の8症例である．これまでの

表1　Hermansky-Pudlak症候群合併間質性肺炎に関する疫学調査に関するアンケート

まず，ご記入いただきました先生のお名前と御施設名をご記入お願いいたします．
お名前：＿＿＿＿＿＿＿＿＿＿＿＿＿＿＿＿
御施設名：＿＿＿＿＿＿＿＿＿＿＿＿＿＿＿＿

1. 貴施設におきまして現在HPS合併間質性肺炎の患者様をご診療されていますか．
   （① はい ② いいえ）
2. 1で①「はい」とお答えの先生方へおうかがいします．
   ご診療されているおおよその期間（平成XX-年）と患者様の数，治療の有無につきまして教えてください．
3. 貴施設におきまして最近20年間程度の間にHPS合併間質性肺炎の患者様を診療されたことがおありですか？
   （① はい ② いいえ）
4. 3で①「はい」とお答えの先生方へおうかがいします
   ご診療されていた患者様の数とそのおおよその診療期間（平成XX-年），治療の有無につきまして教えてください．
5. 1および3でどちらも②「いいえ」とお答えにあった先生方におうかがいします．
   現在の御施設以外で，HPS合併間質性肺炎の患者様をご診療されたことはおありですか？
   （① はい ② いいえ）
6. 5で①「はい」とお答えの先生方へおうかがいします．
   ご診療されていた患者様の数とそのおおよその診療期間（平成XX-年），治療の有無につきまして教えてください．差支えなければその医療機関を教えていただけませんか．

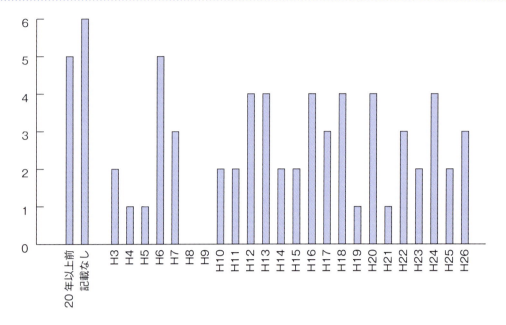

図1　一次調査で示されたHPS合併間質性肺炎患者の年別初診数
（海老名雅仁，桑野和善．稀少難治性びまん性肺疾患部会報告 Hermansky-Pudlak 症候群関連間質性肺炎に関する疫学調査（一次調査）．厚生労働科学研究費補助金難治性疾患政策研究事業びまん性肺疾患に関する調査研究平成26年度報告書．2015: p53-56 [1] より引用）

HPS合併間質性肺炎患者にステロイドやピルフェニドン，シクロスポリンなどで積極的な治療をしたと記載があったのは，16施設（26.2%）の計19症例（28.8%）．6施設（26.2%）の計19症例（28.8%）．現在も診療を継続しているのは8施設の8症例だが，積極的な治療の記載はこのうち2施設（25%）2症例（25%）のみであった．

3. 結果を踏まえての考察

一次調査の結果から示されたことは，HPS合併間質性肺炎が日本呼吸器学会認定施設などの専門施設に紹介されてきた場合，HPSであることの診断はすでに確定していることが多い反面，実際にHPS自体による間質性肺炎を確定することが困難であることがあげられる．さらにその確定ができたとしても保険適用が認められている有効な治療法が確立していないこともあって，無治療で経過観察をされている症例が多いことが確認された[1]．

今後はHPS合併間質性肺炎症例経験回答をよせた認定施設を対象に，さらに詳細な臨床情報を各施設の倫理委員会の承認を得たうえで検討する．そのうえで今後のHPS合併間質性肺炎の診断法の確立のために，現在の特発性間質性肺炎（idiopathic interstitial pneumonias：IIPs）診断に則した画像診断・組織診断の応用や血清バイオマーカーの有効性，診断基準にはなっていないHPS関連遺伝子診断の必要性や有効性の検討，さらに新しい診断法として皮膚線維芽細胞中Galectin-3などの異常蓄積などの可能性などを検討する必要がある．2002年にHPS合併間質性肺炎患者に対する肺線維化抑制効果が示されたピルフェニドン[2]に関しても，その後同じグループから早い段階から用いられた患者群でやや改善傾向を示し得たのみという報告がなされた[3]．これは現在までに，いわゆる進行性肺線維症である特発性肺線維症や家族性肺線維症などと同様，HPS合併間質性肺炎に対する有効な治療指針は世界的にもまだ示されていないことと同じである．

現在のIIPsに則した治療の有効性の評価に加えて，変異遺伝子を持つ肺胞上皮・線維芽細胞や疾患モデルを用いた基礎データの集積，さらに幹細胞移植・骨髄移植の可能性など新しい治療の試みはありうるか検討を加えていく必要がある[1]．

■文献

1) 海老名雅仁，桑野和善．稀少難治性びまん性肺疾患部会報告 Hermansky-Pudlak 症候群関連間質性肺炎に関する疫学調査（一次調査）．厚生労働科学研究費補助金難治性疾患政策研究事業びまん性肺疾患に関する調査研究平成26年度報告書．2015: p53-56
2) Gahl WA, Brantly M, Troendle J, et al. Effect of pirfenidone on the pulmonary fibrosis of Hermansky-Pudlak syndrome. Mol Genet Metab 2002; **76**: 234-242
3) O'Brien K, Troendle J, Gochuico BR, et al. Pirfenidone for the treatment of Hermansky-Pudlak syndrome pulmonary fibrosis. Mol Genet Metab 2011; **103**: 128-134

Hermansky-Pudlak 症候群を含む「眼皮膚白皮症」の診断基準と重症度判定基準

(厚生労働省 平成27年1月1日施行 指定難病概要・診断基準等より引用)

164 眼皮膚白皮症

○ 概要

1. 概要

出生時より皮膚，毛髪，眼のメラニン合成が低下ないし消失することにより，全身の皮膚が白色調，青から灰色調の虹彩，視力障害，白から茶褐色あるいは銀色の頭髪を呈する．

2. 原因

メラニン合成にかかわる遺伝子変異によって発症する常染色体劣性遺伝性疾患である．非症候型の眼皮膚白皮症は7型，症候型の Hermansky-Pudlak 症候群は9型，Chediak-Higashi 症候群，Griscelli 症候群は3型まで原因遺伝子が同定されている．今後さらなる新規遺伝子の同定がなされると予想される．

3. 症状

非症候型・症候型とも全身の皮膚が白色調，青から灰色調の虹彩，矯正不能な視力障害や眼振などの眼症状，そして白から茶褐色あるいは銀色の頭髪を呈する．さらに症候型はそれぞれの疾患に随伴する全身症状（出血傾向，免疫不全，神経症状など）があり，さらに中高年に高率に間質性肺炎や肉芽腫性大腸炎を合併する．

4. 治療法

紫外線を遮光したり，サングラスを使用などの生活指導により症状の悪化を予防したり遅らせたりということは行うものの，確立された治療法は全くない．また，症候型ではそれぞれの随伴する症状に対する対症療法を行う．

5. 予後

白色調の皮膚は光発癌を誘発しやすい．また，いくつかの遺伝子多型は悪性黒色腫（非露光部を含む．）の疾患関連遺伝子である．眼症状は網膜の障害により弱視に至りうる．症候型はそれぞれの疾患に随伴する全身症状（出血傾向，免疫不全，神経症状など）があり，それらにより予後が規定される．

○ 要件の判定に必要な事項

1. 患者数

約5,000人（2,800～11,200人）

2. 発病の機構

不明（遺伝子異常によるものとされている．）

3. 効果的な治療方法

未確立（確立された治療法は全くない．）

4. 長期の療養

必要（発症後，生涯にわたって持続する．）

5. 診断基準
あり（研究班作成の診断基準あり）

6. 重症度分類
研究班作成の重症度分類を用いて，A. あるいは B. を満たす場合を重症とし，対象とする．

○情報提供元
「稀少難治性皮膚疾患に関する調査研究班」研究代表者 慶應義塾大学医学部皮膚科 教授 天谷雅行

＜診断基準＞
Definite，Probable を対象とする．

Ｉ．眼皮膚白皮症の診断基準

A．症状
（皮膚症状）
1. 皮膚が色白であり，日焼け（tanning）をしない．
2. 生下時より毛髪の色調が白色，淡黄色，黄色，淡い茶色，銀灰色のいずれかである．

（眼症状）
3. 虹彩低色素が観察される．
4. 眼振が観察される．

B．検査所見
1. 眼底検査にて，眼底低色素や黄斑低形成が観察される．
2. 視力検査にて，矯正不可能な低視力がある．

C．鑑別診断
以下の疾患を鑑別する．
まだら症，脱色素性母斑，尋常性白斑，炎症後脱色素斑

D．遺伝学的検査
1. *TYRP, TYRP1, SLC45A2, SLC24A5, C10orf11, HPS-1, AP3B1, HPS-3, HPS-4, HPS-5, HPS-6, DTNBP1, BLOC1S3, PLDN, LYST, MYO5A, RAB27A, MLPH* 遺伝子の変異

＜診断のカテゴリー＞
Definite：A-1，-2 と B-1 をすべて満たし，さらに A-3，-4，B-2 のいずれか 1 つ以上を満たし，C の鑑別すべき疾患を除外し，D を満たすもの．
Probable：A-1，-2 と B-1 をすべて満たし，さらに A-3，-4，B-2 のいずれか 1 つ以上を満たし，C の鑑別すべき疾患を除外したもの．
Possible：A-1，-2 と B-1 を満たすもの．

Ⅱ．病型診断（眼皮膚白皮症のうちどの病型であるか）の診断基準

A. 眼皮膚白皮症の診断基準で，Definite か，Probable であること
B. 出血傾向がある場合
1. 血液検査により血小板機能異常を認める．

C. 毛髪の色が銀灰色（silver-gray）の特異な光沢をしめす場合
  1. 白血球内部の巨大顆粒を認める．
  2. 皮膚病理組織で色素細胞に巨大メラノソームを認める．
D. 遺伝子診断により以下のいずれかの遺伝子に病的変異が明らかであること
  非症候型：*TYR, P, TYRP1, SLC45A2, SLC24A5, C10orf11*
  症候型
  ヘルマンスキー・パドラック症候群：*HPS-1, AP3B1, HPS-3, HPS-4, HPS-5, HPS-6, DTNBP1, BLOC1S3, PLDN*
  チェディアック・東症候群：*LYST*
  グリセリ症候群：*MYO5A, RAB27A, MLPH*

診断：A を満たし，さらに下記を満たす場合，病型を診断できる．
1. B-1 を認める場合，あるいは D を満たす場合，ヘルマンスキー・パドラック症候群と診断する．
2. 毛髪の色が銀灰色（silver-gray）の特異な光沢をしめし，C-1，-2 をともに認める場合，あるいは D を満たす場合，チェディアック・東症候群と診断する．
3. 毛髪の色が銀灰色（silver-gray）の特異な光沢をしめし，C-1，-2 をいずれも認めない場合，あるいは D を満たす場合，グリセリ症候群と診断する．
4. B と C をともに認めない場合，あるいは D を満たす場合，非症候型の眼皮膚白皮症と診断する．

なお，眼皮膚白皮症は以下のように分類される．
非症候型（メラニン減少に伴う症状のみを呈するタイプ）：眼皮膚白皮症（狭義）
症候型（全身症状を合併するタイプ）：ヘルマンスキー・パドラック症候群，チェディアック・東症候群，グリセリ症候群

＜重症度分類＞
A. 症候型の眼皮膚白皮症（ヘルマンスキー・パドラック症候群，チェディアック・東症候群，グリセリ症候群）と診断され，以下の症状のうち少なくとも 1 つを満たす場合．
  1. ヘルマンスキー・パドラック症候群
    矯正不能な視力障害（良好な方の眼の矯正視力が 0.3 未満），血小板機能障害による出血，汎血球減少，炎症性腸疾患，肺線維症
  2. チェディアック・東症候群
    急性増悪状態（発熱と黄疸を伴い，肝脾腫，全身のリンパ節腫脹，汎血球減少，出血傾向をきたした病態），繰り返す全身感染症，神経症状（歩行困難，振戦，末梢神経障害）
  3. グリセリ症候群
    てんかん，筋緊張低下，末梢神経障害，精神発達遅滞，汎血球減少，繰り返す全身感染症
B. 非症候型の眼皮膚白皮症と診断され，さらに良好な方の眼の矯正視力が 0.3 未満である．
判定：A．あるいは B．を満たす場合，重症とし，対象とする．

※診断基準および重症度分類の適応における留意事項
1. 病名診断に用いる臨床症状，検査所見などに関して，診断基準上に特段の規定がない場合には，いずれの時期のものを用いても差し支えない（ただし，当該疾病の経過を示す臨床症状などであって，確認可能なものに限る）．
2. 治療開始後における重症度分類については，適切な医学的管理の下で治療が行われている状態で，直近 6 ヵ月間で最も悪い状態を医師が判断することとする．
3. なお，症状の程度が上記の重症度分類などで一定以上に該当しない者であるが，高額な医療を継続することが必要な者については，医療費助成の対象とする．

診断の要点

1. HPSの診断基準を満たすこと

これは特定疾患の「眼皮膚白皮症」の診断基準に基づく．

2. 遺伝子診断の必要性について

Hermansky-Pudlak症候群（Hermansky-Pudlak syndrome：HPS）に関与する遺伝子変異には，その多くが遺伝子変異動物モデルでも確かめられているように，HPSといえども臨床症状が異なるサブタイプを形成することが知られている[1]．現在までのところ，HPS合併間質性肺炎を引き起こす遺伝子変異は，HPS-1, HPS-2, HPS-4に限定されているものの，今後さらに明らかになる変異もありうる．当然ながら早期の段階で間質性肺炎発症の可能性を情報としてもっておくことは，間質性肺炎の進展をコントロールして重症化を避けるための予防的な治療を期待させる．しかし現在はHPS合併間質性肺炎が疑われた段階で，様々な環境や要件を満たされた場合に限り，遺伝子変異の証明が研究的になされているのにとどまっている[2]．世界的にも遺伝性疾患共通の大きな問題点であるが，日本でもまた逼迫の問題点である．

3. 間質性肺炎の診断

原因が特定され得ないものを「特発性間質性肺炎」と総称し，膠原病関連などの「二次性間質性肺炎」はその病理や画像による分類に準じて診断されている．HPS合併間質性肺炎も特定の遺伝子変異によるものと考えれば二次性として同じように取り扱われるべきかもしれない．しかし，稀少とはいえ，いままでに国内外から報告された症例の多くは，特発性肺線維症と臨床経過が類似した難治性の慢性進行性肺線維症の経過をたどることが知られていることや，HPS患者の特徴ともされる血小板機能異常による易出血性を考慮すれば，外科的肺生検に基づく病理診断や，気管支鏡検査による情報も必須なものではなく，むしろ避けるべきという意見もある[3]．

HPS合併間質性肺炎を疑う場合にはやはり早期の段階でHPS-1, HPS-2, HPS-4の遺伝子異常を確認することが勧められる[4]．

HPS合併間質性肺炎の臨床経過は特発性肺線維症とよく似ているが，発症年齢は特発性肺線維症が50歳以降である[5]のに比べ，より若い30〜40歳代であり経過も10年近くと長い[6]．

間質性肺炎の発症初期の段階で，咳嗽や労作時呼吸困難などの自覚症状がない場合には，胸部X線写真やHRCTによる画像診断に加えて，肺活量や拡散能の低下傾向や，間質性肺炎の血清マーカーとして保険適用となっているKL-6やSP-Dが次第に上昇傾向を示すことなどが，間質性肺炎の発症を疑う根拠となる．

4. 間質性肺炎の経過

a. 労作時呼吸困難の評価

一般的に慢性進行性肺線維症の経過としては，歩行中や階段の昇降中に息切れ（労作時呼吸困難）を，次第に強く自覚するようになる．この評価法としては「6分間歩行試験」を行い，歩行中の飽和酸素濃度の低下度（ただし歩行試験中飽和酸素濃度が90％未満になる場合には中止して休ませる）や，その間の歩行距離を計測する．

b. 安静時の低酸素濃度

間質性肺炎が進行すると安静時の動脈血液中の酸素濃度も低下するので在宅酸素吸入療法を考慮する．

c. 呼吸機能検査

上述したように肺活量や拡散能の低下傾向が次第に顕著となるが，呼吸機能の低下のために検査自体が困難になる．

d. HRCTの画像所見

稀少な症例であり，多くの臨床報告は進行して自覚症状が顕著になったものが多いことから，その画像所見の情報は進行例に偏っている可能性があるが，末梢病変から次第に中心性に広がっていくこと，特発性肺線維症よりもすりガラス影が広範な症例であっても，線維化の進行に伴って牽引性気管支拡張像や胸膜直下の蜂巣病変が顕著となるが，やはり進行例でも典型的な特発性肺線維症よりもすりガラス影や胸膜肥厚などが目立つなどの点で異なることが報告されている[7〜11]．

■文献

1) Li W, Rusiniak ME, Chintala S, et al. Murine Hermansky-Pudlak syndrome genes: regulators of lysosome-related organelles. BioEssays 2004; **26**: 616-628

2) Chakradhar S. Insurance companies are slow to cover next-generation sequencing. Nat Med 2015; **21**: 204-205
3) Vicary GW, Vergne Y, Santiago-Cornier A, et al. Pulmonary Fibrosis in Hermansky-Pudlak Syndrome. Ann Am Thorac Soc 2016; **13**: 1839-1846
4) Seward SL Jr, Gahl WA. Hermansky-Pudlak syndrome: health care throughout life. Pediatrics 2013; **132**: 153-160
5) Raghu G, Collard HR, Egan JJ, et al; ATS/ERS/JRS/ALAT Committee on Idiopathic Pulmonary Fibrosis. An official ATS/ERS/JRS/ALAT statement: idiopathic pulmonary fibrosis: evidencebased guidelines for diagnosis and management. Am J Respir Crit Care Med 2011; **183**: 788-824
6) Gahl WA, Brantly M, Troendle J, et al. Effect of pirfenidone on the pulmonary fibrosis of Hermansky- Pudlak syndrome. Mol Genet Metab 2002; **76**: 234-242
7) Kelil T, Shen J, O'Neill AC, et al. Hermansky-Pudlak syndrome complicated by pulmonary fibrosis: radiologic-pathologic correlation and review of pulmonary complications. J Clin Imaging Sci 2014; **4**: 59
8) Carter BW. Hermansky-Pudlak syndrome complicated by pulmonary fibrosis. Proc (Bayl Univ Med Cent) 2012; **25**: 76-77
9) Avila NA, Brantly M, Premkumar A, et al. Hermansky-Pudlak syndrome: radiography and CT of the chest compared with pulmonary function tests and genetic studies. AJR Am J Roentgenol 2002; **179**: 887-892
10) Brantly M, Avila NA, Shotelersuk V, et al. Pulmonary function and high-resolution CT findings in patients with an inherited form of pulmonary fibrosis, Hermansky-Pudlak syndrome, due to mutations in HPS-1. Chest 2000; **117**: 129-136
11) Leitman BS, Balthazar EJ, Garay SM, et al. The Hermansky-Pudlak syndrome: radiographic features. Can Assoc Radiol J 1986; **37**: 42-45

治療と管理

　現時点では Hermansky-Pudlak 症候群（Hermansky-Pudlak syndrome：HPS）合併間質性肺炎に特異的な治療法は確立されていないが，特発性肺線維症との類似性からステロイド治療は避けて，抗線維化療法と肺移植が現実的な対応であろう[1~3]．しかしその稀少性もあって，特発性肺線維症に対して現在処方可能なピルフェニドンやニンテダニブについてまだその治療効果のエビデンスは不十分であるが，当然線維化を抑制して肺線維症の病態進行を遅らせることが期待され，今後の検証が求められている．

　呼吸不全に対して，禁煙はもちろんのこと，在宅酸素療法や呼吸リハビリテーション，感染症対策としてのインフルエンザウイルスや肺炎球菌に対するワクチン接種も数少ない現実的な対応であろう．

　HPS 患者として一般に血小板機能に影響するアスピリンなどの抗炎症薬や抗凝固薬は避けなければならないことも，臨床管理上十分留意すべきである．

■文献
1) Hurford MT, Sebastiano C. Hermansky-Pudlak syndrome: report of a case and review of the literature. Int J Clin Exp Pathol 2008; **1**: 550-554
2) Avila NA, Brantly M, Premkumar A, et al. Hermansky-Pudlak syndrome: radiography and CT of the chest compared with pulmonary function tests and genetic studies. AJR Am J Roentgenol 2002; **179**: 887-892
3) Lederer DJ, Kawut SM, Sonett JR, et al. Successful bilateral lung transplantation for pulmonary fibrosis associated with the Hermansky Hermansky-Pudlak syndrome. J Heart Lung Transplant 2005; **24**: 1697-1699

症例提示

症例①
*HPS-1*遺伝子変異を持つ2年間の治療歴のある難治症例

- **症　例**：54歳，男性．
- **主　訴**：咳嗽．
- **既往歴・家族歴**：幼少時より白皮症と弱視が指摘されていた．20歳のころ止血困難な鼻出血を，また，抜歯後にも止血が困難であった．近親婚である両親はともに白皮症と弱視を指摘されていなかった．
- **喫煙歴・職業歴**：喫煙歴もペット飼育歴もない．30年間クリーニング店に勤務．
- **現病歴**：48歳のころから乾性咳嗽があり，近医で間質性肺炎の疑いを指摘された．1年後に血清 KL-6 は 949 U/mL で，気管支鏡下肺生検の病理所見で，異型を伴うII型肺胞上皮細胞の再生像と線維増殖を指摘された．しかし，リンパ球などの炎症細胞を認めなかったことから無治療のまま5年間経過観察となっていた．検診時に間質性肺炎を再指摘され，当院を紹介受診となった．
- **身体所見**：身長 168 cm，体重 58.6 kg．体温 36.5℃．脈拍 77/min．血圧 129/73 mmHg．皮膚が白色傾向で日に当たるところがピンク色で四肢に点状出血巣が散見される．髪は茶褐色．聴診上，心音異常なく不整脈なし．呼吸音は呼気に捻髪音（fine crackles）を聴取．腹部に異常所見なし．
- **検査所見**

間質性肺炎マーカーである血清 KL-6 3,773 U/mL，SP-D 593 ng/mL，SP-A 158 ng/mL はいずれも高値．酸素飽和濃度も安静時 97％ で日常生活でも労作時呼吸困難はない．

初診時の胸部X線写真と胸部CTを図1に示す．胸部CT所見としては両側の胸膜直下に網状影やすりガラス影が広がっており，牽引性気管支拡張像や肺底部には小葉間隔壁の肥厚も認められた．特発性肺線維症に特徴的な蜂巣病変は目立たない．

- **HPS合併間質性肺炎診断の根拠**：他院皮膚科に*HPS遺伝子*の解析を依頼した結果，*HPS-1*の IVS5+5G>A（homozygous pattern）が指摘された．ちなみに母

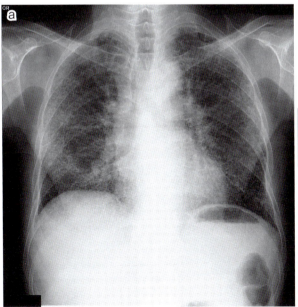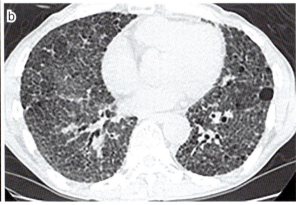

図1　54歳（初診）時の胸部X線写真と胸部CT
　間質性肺炎マーカーのKL-6 3,737U/mL，SP-D 593ng/mL，SP-A 158ng/mLといずれも異常高値であった．

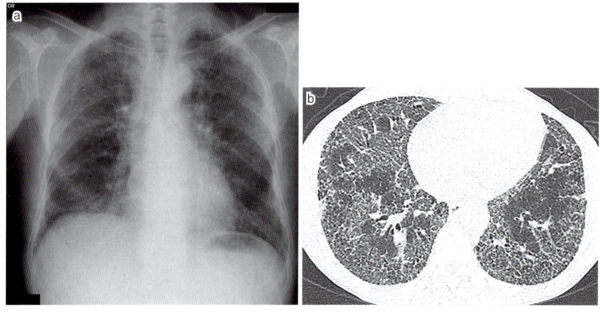

図2　プレドニゾロンとピルフェニドンによる治療後の57歳時の胸部X線写真と胸部CT
　　KL-6が2,740U/mL，SP-D 599ng/mLと依然として高値であり，胸部X線でも両側の肺野の縮小が顕著で，胸部CTでも線維化が亢進しているのがわかる．

と兄には heterozygous pattern が示され，Hermansky-Pudlak症候群と診断された．

●**臨床経過**：外来にてプレドニゾロン10mg/dayの服用を開始して2年間の間に，KL-6は2,290U/mLに，SP-Dは418ng/mLに低下したが，咳嗽や労作時呼吸困難などの自覚症状は次第に悪化傾向を示した．2年経過後の突然特発性肺線維症における急性増悪類似の症状を呈し，緊急入院となった．このとき KL-6 は 3,320U/mLに上昇し，動脈血ガス分析は室内気で PaO_2 62.9 Torr，$PaCO_2$ 37.2 Torr と低酸素血症を認めた．ステロイドパルス療法（メチルプレドニゾロン1g/day，3日間点滴静注）に加え，好中球エラスターゼ阻害薬（シベレスタット）を14日間持続点滴後KL-6は2,290U/mLまで低下し，在宅酸素吸入療法が導入されて退院となった．

外来通院を再開し，処方が可能になったピルフェニドンを最大量1,200mg/dayまで投与したが，食欲不振から600mg/dayに減量．退院後9ヵ月で再度急性増悪類似の症状を呈して緊急入院．その後は前回入院時の治療法に加えてポリミキシンカラム療法（PMX-DHP）を2回行ってプレドニゾロン内服を25mg/dayに漸減した．再入院後10日までに一時的に酸素化の改善をみたものの，難治性の縦隔気腫を併発して寝たきりの状態となり，最終的にプレドニゾロン内服を20mg/dayとピルフェニドン600mg/dayで訪問看護となって退院した．退院時の胸部X線写真と胸部CTを図2に示す．KL-6が2,740U/mL，SP-Dが599ng/mLと依然として高値であり，胸部X線写真でも両側の肺野の縮小が顕著で，胸部CTでも線維化が亢進しているのがわかる．その後，長期療養型施設に入院となり，退院して1年後の58歳で永眠された．

●**考察**

本症例は1990年ころの48歳に乾性咳嗽から間質性肺炎が明らかになったものの，眼皮膚白皮症の確定診断はなされておらず，亡くなる4年前に *HPS-1* の遺伝子変異が確認された，いわばこの当時の典型的な症例である．難治性慢性進行性肺線維症としての臨床経過としても典型的である．ピルフェニドンの効果の有効性が示唆された海外の報告を受け，さらに幸いにも日本で処方が可能となった時期にその効果を期待したが，実際に病態の進行を遅らせたかどうかの判定は極めて困難である．しかし今後も，この困難さを解消するような治療試験が果たして様々な遺伝子変異からなるこの稀少疾患に可能であると確証はないようにも思える．それでも少しでも効果が期待されるのであれば，決定的なHPS合併間質性肺炎病態の治療薬が得られるまでは，特発性肺線維症に対する抗線維化薬は投与されるべきだと考える．

症例②
骨髄と肺にセロイド様物質を含むマクロファージが確認された急性増悪症例

- 症　例：30歳，男性．
- 主　訴：労作時呼吸困難．
- 既往歴・家族歴：特記すべきことなし．
- 喫煙歴：50本/day×17年間．
- 粉塵曝露歴・アレルギー歴：なし
- 現病歴：生来，白皮症，弱視，日光過敏症を認める．幼少時より鼻出血を繰り返し，止血困難であった．25歳のときの検診にて胸部異常陰影を指摘されたが，そのまま放置していた．その4年後より咳嗽，労作時呼吸困難が出現し，30歳になって呼吸困難が増悪したため精査・加療目的で当院呼吸器内科に入院．
- 身体所見：身長172cm，体重56kg，血圧120/70mmHg，脈拍80/min・整，体温36.4℃．毛髪および体毛は茶褐色，皮膚は乳白色，瞳孔は青色を呈し，羞明のためサングラスを着用．胸部聴診上，両肺背下部を中心にfine cracklesを聴取，全肺野で肺胞呼吸音の低下あり．腹部は平坦かつ軟，肝脾触知せず．水平眼振を認める．
- 検査所見

血液検査：白血球数 11,700/μL と KL-6 887 U/mL の上昇，出血時間の軽度延長（5分30秒）を認めた．血小板数および凝固機能は正常であったが，血小板機能検査では，コラーゲンに対する血小板最大凝集率は，低濃度（0.5μg/mL）で2％，高濃度（2.0μg/mL）で49％と二次凝集能の低下を認めた．なお，ADPに対する血小板凝集能に異常は認めなかった．

呼吸機能検査：VC 1.90 L，％VC 45.7％，FVC 1.80 L，％FVC 43.3％，FEV$_1$ 1.61 L，％FEV$_1$ 89.4％，TLC 3.54 L，％TLC 59.9％，RV/TLC 46.3％，DLco 9.68 mL/min/mmHg，％DLco 38.5％（S.B.法），％DLco/VA 56％と高度の拘束性換気障害ならびに肺拡散能低下を認めた．

動脈血ガス分析：室内気吸入下でPaO$_2$ 97.4 Torr，PaCO$_2$ 40.8 Torrと正常範囲内であったが，6分間歩行試験では，SpO$_2$ 92％まで低下した．

画像所見：胸部X線では，両肺びまん性に網状，線状陰影を認めたが，明らかな肺容積縮小はなかった（図1）．同時期の胸部conventional CTでは，両側上葉優位に厚～薄壁の大きな嚢胞性病変を認めた（図2a）．また下葉では胸膜直下をspareして，上葉の嚢胞よりも小さく比較的大きさの揃った多数の嚢胞性病変とすりガラス影が混在していた（図2b）．HRCTでは，胸膜から離れた肺中間層に多数の壁の厚い嚢胞を認め，蜂巣肺を呈していた（図2c）．

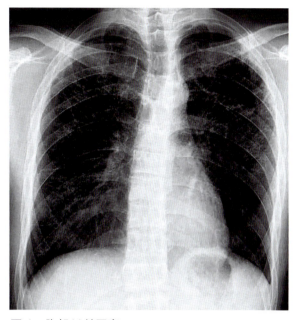

図1　胸部X線写真
　両肺びまん性に網状，線状陰影を認めるが，明らかな肺容積縮小は認めない．

胸腔鏡下肺生検（左S^6）：ルーペ像では，胸膜下および小葉全体に膠原線維の増生からなる線維化がみられ，一部に正常肺を介して存在する1～3mm大の厚壁嚢胞の集合を認めた（図3）．胸膜下の線維化内には，肺胞虚脱を伴う膠原線維および平滑筋の増生を認めた（図4a）．一方，嚢胞壁の線維化内には，肺胞虚脱の弱い膠原線維の増生を認めた（図4b）．また，嚢胞壁内面に淡い線維芽細胞の集簇（線維芽細胞巣）を認めた（図4c）．さらに，肺胞壁に沿ってII型肺胞上皮細胞の顕著な泡沫状腫大と変性を認めた（図4d）．線維化内には，褐色調の微細なセロイド様物質を貪食して細胞質が膨化したマクロファージの集簇を認めた（図5a）．さらに耐酸性フクシン染色では，赤褐色調に染色されたセロイド様物質を貪食するマクロファージの集簇を認めた（図5b）．

骨髄生検：骨髄組織内に少数のセロイド様物質を貪食したマクロファージを認めた．

- HPS合併間質性肺炎の診断の根拠：本症例は，白皮症，血小板機能異常，骨髄・肺におけるセロイド様物質を取り込んだマクロファージの存在に加えて，胸部画像上，気腫合併肺線維症を認めたことから，HPS症候群に合併した気腫合併肺線維症と診断した．

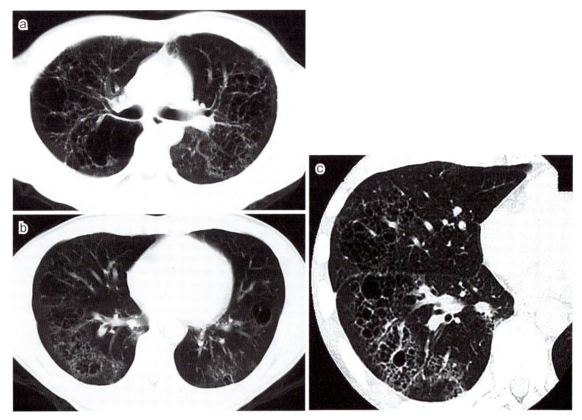

図2 胸部CT
　a：両側上葉優位に厚〜薄壁の大きな囊胞性病変を認める．
　b：両側下葉では胸膜直下をspareして，上葉の囊胞よりも小さく比較的大きさの揃った多数の囊胞性病変とすりガラス影が混在する
　c：HRCT．胸膜から離れた肺中間層に多数の壁の厚い囊胞を認め，蜂巣肺をみる．

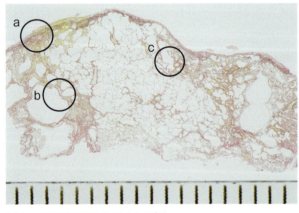

図3 胸腔鏡下肺生検（左S6）
　ルーペ像では，胸膜下および小葉全体に膠原線維の増生からなる線維化がみられ，一部に正常肺を介して存在する1〜3mm大の厚壁囊胞の集合を認める（a〜cの○印）．Elastica van Gieson染色．Scale bar＝1mm．

● 臨床経過：その後，無治療のまま3年間経過を観察したところ，年間約200mLの肺活量低下を認めたが，その後の2年間はほぼ固定していた．一方，%DLcoは徐々に低下傾向にあった．血清中のKL-6およびSP-Dは，33歳を境に上昇し，以後KL-6は1,400U/mL前後，SP-Dは120ng/mL前後を推移していた．胸部CTでは，両肺の囊胞状病変は中枢側まで広がり，牽引性気管支拡張も顕著になった．36歳になるころに急激な呼吸困難の悪化と胸部CT上，両肺にびまん性にすりガラス影が出現したため，急性増悪と診断した（図6）．直ちにステロイドパルス療法，好中球エラスターゼ阻害薬（シベレスタット）を投与するも症状，胸部画像所見の改善は得られず，入院1ヵ月後に呼吸不全のため永眠された（図7）．

● 考察

本症例は25歳に検診で間質性陰影を指摘され，4年後に咳嗽，労作時呼吸困難などの自覚症状を呈した若年発症例である．13歳のころからの重喫煙歴（50本/day×17年間）が気腫合併肺線維症を併発し，HPS合併間質性肺炎の進行を早めた可能性も考えられるだろう．症例①と

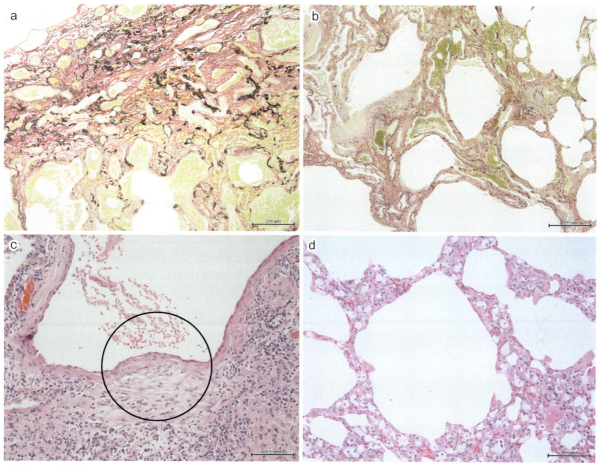

図4 病理所見
a:図3aに相当.胸膜下の線維化内には,肺胞虚脱を伴う膠原線維および平滑筋の増生を認める.Elastica van Gieson 染色.Scale bar=200μm.
b:図3bに相当.嚢胞壁の線維化内には,肺胞虚脱の弱い膠原線維の増生を認める.Elastica van Gieson 染色.Scale bar=200μm.
c:嚢胞壁内面に淡い線維芽細胞の集簇を認める(線維芽細胞巣)(○印).HE 染色.Scale bar=100μm.
d:図3cに相当.肺胞壁に沿ってⅡ型肺胞上皮細胞の顕著な泡沫状腫大と変性を認める.HE 染色.Scale bar=100μm.

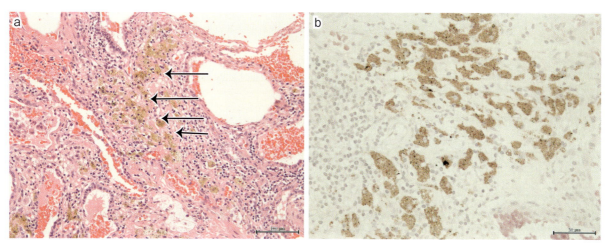

図5 病理所見
a:線維化内には,褐色調の微細なセロイド様物質を貪食して細胞質が膨化したマクロファージの集簇を認める(→).HE 染色.Scale bar=100μm.
b:赤褐色調に染色されたセロイド様物質を貪食するマクロファージの集簇を認める.耐酸性フクシン染色.Scale bar=50μm.

第3章 Hermansky-Pudlak症候群合併間質性肺炎

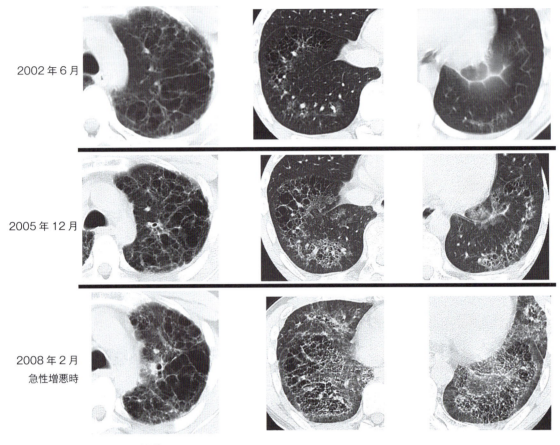

図6 胸部CT所見の推移

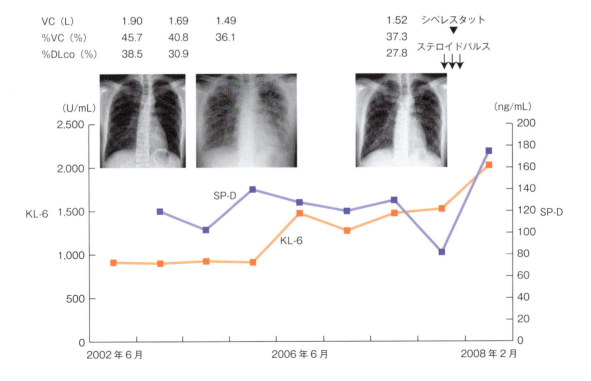

図7 臨床経過

同様に急性増悪の発症を認めたが，より急速に呼吸器症状を悪化させている．詳細は文献1参照．

■文献
1) Sugino K, Gocho K, Kikuchi N, et al. Acute exacerbation of combined pulmonary fibrosis and emphysema associated with Hermansky-Pudlak syndrome. Respirol Case Rep 2016; **4**: 13-15

症例③
血小板異常を確認されながらも HPS-1/4 遺伝子変異が検出されなかった難治症例

- 症　例：50 歳，女性．
- 主　訴：呼吸困難．
- 既往歴・家族歴：両親は血族結婚であったほか特になし．
- 喫煙歴：なし．
- 現病歴：幼少時より眼皮膚白皮症と弱視を認めていた．明らかな出血傾向を示唆するようなエピソードはなかった．45 歳ころより労作時呼吸困難と咳嗽が出現し，前医を受診．胸部 CT で左上葉を中心とした網状影や気管支拡張性変化を指摘された．労作時呼吸困難が徐々に増強するため，間質性肺炎の精査目的で 46 歳時に外科的肺生検を施行されたが，診断確定には至らなかった．対症的にステロイド（プレドニゾロン 30 mg/day）や免疫抑制薬（シクロホスファミド，シクロスポリン）で加療を開始されたが，治療効果には乏しく，病状が進行．免疫抑制薬は 2 年後に中止された．呼吸不全に対して在宅酸素療法が導入され，ピルフェニドン（1,200 mg/day）が開始されたが，内科的治療に不応性であり，肺移植の適応検討目的で当院紹介となった[1]．

- 検査所見

血小板数や凝固能は正常範囲内であったが，出血時間は 9 分と延長していた．炎症反応の上昇はなかったが，間質性肺炎マーカーは KL-6 が 764 U/mL，SP-D が 187 ng/mL と各々上昇していた．

動脈血ガス分析では，経鼻 2.5 L/min の酸素吸入下で PaO_2 が 93.9 Torr であった．

呼吸機能検査では，VC 1.06 L，%VC 39.7%，FEV_1 1.07 L，%FEV_1 95.5%，%DLco 10.0%，%DLco/VA 16.0% と著明な拘束性障害と拡散障害を認めた．

胸部 CT ではやや非対称性（左＞右）に胸膜下の網状影や気管支拡張像，囊胞性変化，蜂巣肺を認め，容積減少を伴っていた．

- HPS 合併間質性肺炎の診断の根拠：身体所見や検査所見から Hermansky-Pudlak 症候群を疑い，外科的肺生検の標本を再検したところ，UIP パターンの間質性肺炎に加え，泡沫状に腫大したⅡ型肺胞上皮細胞を認めた．

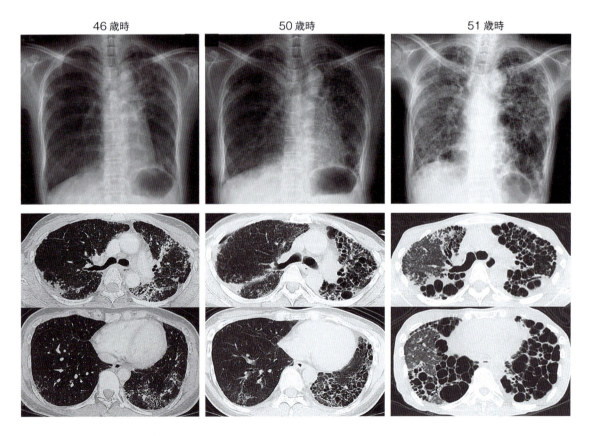

図 1　臨床経過

また血小板の電顕像では濃染顆粒（dense body）の部分的な欠如を認め，さらに血小板凝集能は軽度低下し，血小板における二次凝集異常が示唆された．遺伝子検査ではHPS-1やHPS-4は陰性であったが，臨床像と病理組織学的所見を併せ，Hermansky-Pudlak症候群と診断した．

●**臨床経過**（図1）：ステロイドや免疫抑制薬，抗線維化薬などの内科的治療に不応性であったことから肺移植の適応と判断し，脳死肺移植のレシピエントに登録した．間質性肺炎マーカーはKL-6が441～764 U/mL，SP-Dが137～300 ng/mLとともに軽度高値で推移したが，呼吸困難症状が徐々に悪化し自宅療養が困難となったため，当院初診から9ヵ月後に再入院となった．画像上，両肺に気管支拡張像や囊胞性変化が拡大し，網状影やすりガラス影が増強していた．対症療法や呼吸リハビリテーションなどで経過をみていたが，1週間後に院内肺炎を発症．さらに左気胸を併発し，胸腔ドレナージのうえ，人工呼吸器管理となった．気管切開術の際には血小板数は約8万/μLと保たれていたものの，術後，圧迫や縫合処置では止血できず，出血が持続した．血小板機能異常による出血を疑い，血小板輸血を行ったところ，速やかに止血した．人工呼吸器管理下に脳死肺移植の機会を待ったが，その後，左気胸に加えて細菌性肺炎と膿胸を併発し，感染症のコントロールができず，当院受診から12ヵ月後の51歳で永眠された．

●**剖検所見**：剖検肺では左肺や右肺下葉に囊胞性変化を認め，右上下葉にはブラが多発していた．病理組織学的には両肺ともに肺線維症を呈し，線維化が軽微な肺胞上皮には胞体の腫大と泡沫状変化を認め，肺胞腔内にはマクロファージの小集簇が散見された．右下葉の一部には硝子膜の形成を伴うびまん性肺胞傷害（DAD）様の所見を認めた．また，右肺は全体的に肺胞内出血をきたしており，出血傾向が示唆された．S状結腸や直腸，肝臓，脾臓および骨髄にはセロイド様物質を有する泡沫細胞の集簇を認めた．電顕像では泡沫状に腫大したII型肺胞上皮細胞の胞体内に多数のgiant lamellar bodyを認め，これらはHermansky-Pudlak症候群として矛盾しない所見であった．

●**考察**

本症例は紹介前の医療施設においてHPSを疑われないままに，外科的肺生検まで含む間質性肺炎に対する精査をされて，おそらくは当時としては最善と思われる治療を受けていた症例である．肺炎を契機に急速に悪化した点も症例①②と同様，慢性進行性肺線維症としては，出血傾向を除外して，典型的といえるのかもしれない．詳細は文献1参照．

■**文献**

1) Harada T, Ishimatsu Y, Nakashima S, et al. An autopsy case of Hermansky-Pudlak syndrome: a case report and review of the literature on treatment. Intern Med 2014; **53**: 2705-2709

症例④
血小板異常と剖検で典型的な組織が確認されたが HPS-1〜-6遺伝子変異が検出されなかった肺癌合併症例

- 症　例：65歳，男性．
- 主　訴：発熱と呼吸困難の増悪．
- 既往歴：特記すべきことなし．
- 家族歴：両親は従兄妹婚．
- 喫煙歴：40本/day×30年間（62歳から禁煙）．
- 職業歴：農業．
- 現病歴：52歳時に健診で胸部X線異常を指摘され，特発性間質性肺炎と診断された．56歳ころから呼吸器症状が出現，61歳時に在宅酸素療法が導入された．発熱と呼吸困難の増悪で当院受診し，肺炎が疑われ入院となった[1]．
- 身体所見：入院時39.0℃の発熱．皮膚頭髪は白色，両眼虹彩の色素低下および水平眼振，両手指趾にばち指を認める．聴診上は両側下肺野を中心にfine cracklesを聴取する．
- 検査所見

胸部X線写真：両肺野にびまん性に網状影と輪状影，左中肺野に腫瘤影を認める（図1）．

胸部CT：全肺野に気腫性変化，胸膜直下に輪状陰影，気管支血管束の肥厚，左S^6に胸膜と接する68×50 mmの腫瘤，左肺門・縦隔リンパ節の腫大，右肺底部に小結節を認める（図2）．

血液検査：KL-6 1,089 U/mL，SP-D 157.6 ng/mLと間質系マーカーの上昇を認めた．

気管支肺胞洗浄にて緑褐色顆粒（セロイド）を貪食した異常マクロファージを認めた[1]．

- HPS合併間質性肺炎の診断の根拠：血小板凝集能はコラーゲン刺激で二次凝集低下を認め，血小板の電子顕微鏡像にて濃染顆粒の欠如を認めた．
- 臨床経過：入院後，抗菌薬の投与を施行するも陰影の改善を認めず，左S^6の陰影に対して気管支鏡検査を施行．陰影からの擦過細胞診では悪性所見を認めなかったが，その後左肋骨に腫瘤が出現し同部位の経皮的吸引細胞診にて腺癌細胞が検出され，左肺腺癌，転移性骨腫瘍と診断された．発熱は腫瘍熱と考えステロイド投与を開始したが，その後，間質性肺炎急性増悪を併発し呼吸不

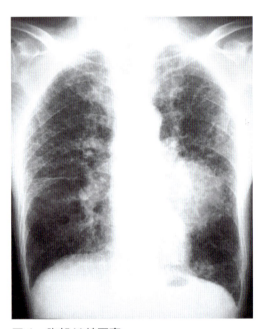

図1　胸部X線写真

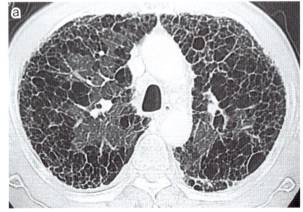
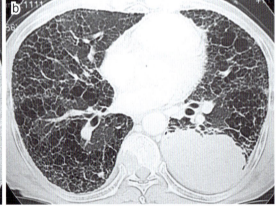

図2　胸部CT

全となり，人工換気のうえステロイドパルス療法を施行
したが明らかな改善を認めず第 130 病日に永眠された．

● 剖検所見：胸部画像にて確認されていた左下葉を占
める手拳大の白色充実性腫瘍（poorly differentiated ade-
nocarcinoma），右肺底部に左肺腫瘍と異なる組織型
（papillary type，well-differentiated adenocarcinoma）の
径 7 mm の小結節を認めた．肺胞，肝臓，骨髄において
胞体にセロイド様の顆粒を含有するマクロファージを多
数認めた（図 3）．また，本症例について HPS-1～-6 の遺
伝子検索を施行したが明らかな変異を認めなかった．

● 考察

本症例は，HPS の診断基準を満たすことから，HPS 合
併間質性肺炎には間違いないが，HPS-1～-6 の遺伝子検
索を施行したが明らかな変異を認めなかった．，まだ明ら
かになっていない遺伝子変異が隠されている可能性を示
す症例であるが，肺癌を伴う間質性肺炎で治療は困難で
あったことが理解される．詳細は文献 1 参照．

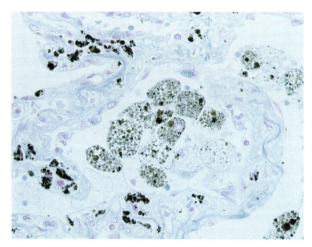

図 3　病理解剖肺組織像（400 倍，シュモール染色）

■文献

1) Takahashi K, Ishida T, Ogura G, et al. Diagnostic useful-
ness of bronchoalveolar lavage in Hermansky-Pudlak
syndrome: a case with double lung cancers. Intern Med
2004; **43**: 972-976

症例⑤
HPS-1遺伝子変異を持つ5年間の治療歴のある難治症例

- 症　例：58歳，女性．
- 主　訴：乾性咳嗽，労作時呼吸困難．
- 既往歴：先天性白皮症，先天性弱視，53歳時に胆石症により胆囊摘出術．
- 家族歴：兄：先天性白皮症（Hermansky-Pudlak症候群の診断はされていない）．47歳のときに脳出血で死亡．
- 喫煙歴：なし．
- 出産歴：なし．

- 現病歴：受診の半年前から乾性咳嗽と労作時呼吸困難を認め，近医を受診した．聴診上両側背部を中心にfine cracklesを聴取し，胸部X線写真で両側下肺野にすりガラス影を指摘された．間質性肺炎を疑われ，精査のため当院へ紹介受診となった[1]．
- 身体所見：血圧118/70 mmHg，脈拍90/min・整，呼吸数20/min．胸部聴診上呼吸音で両側下肺野にfine cracklesを聴取した．皮膚は白色で毛髪は茶褐色．四肢には皮下出血斑を多数認めた．神経学的所見として全方向で注視時に水平性眼振を認めた．
- 検査所見

血算，電解質，各種自己抗体を含めた免疫学的検査の異常は認めなかった．プロトロンビン時間，活性化部分トロンボプラスチン時間，出血時間は正常範囲内であった．生化学検査ではLDH 257 IU/L，KL-6 1,130 U/mL，SP-D 122 ng/mLの上昇を認めた．

胸部X線写真（図1）：両側中下肺野を中心にすりガラス影を認め，下肺野の容積減少を伴っていた．

胸部CT（図2）：両側中下葉の気管支血管束周囲に網状影とすりガラス影が広がり，一部に牽引性気管支拡張像を認めた．胸膜下の陰影は乏しく，明らかな蜂窩肺の形成は認めなかった．

呼吸機能検査：VC 1.35 L（60.5％），DLco 11.65 mL/min/mmHg（63.1％）と拘束性換気障害および肺拡散能の低下を認めた．

動脈血ガス分析 PaO_2 92.4 Torr，$PaCO_2$ 30.0 Torr（室内

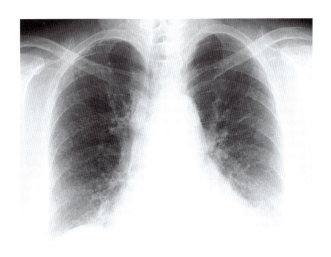

図1　胸部X線写真

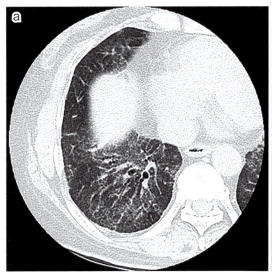
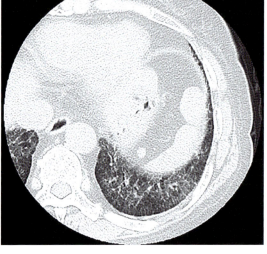

図2　胸部CT

気）．安静時の経皮的動脈血酸素飽和度97％であったが，6分間歩行試験では87％までの低下を認めた．

気管支鏡検査：気管支肺胞洗浄液，経気管支肺生検では診断につながる有意な所見は得られなかった．

● 病理所見：胸腔鏡下外科的肺生検にてS^3とS^9から肺組織を採取した．病変の分布はdiffuseで，正常な肺胞領域は残存しておらず，胞隔には中等度のコラーゲン沈着と軽度の単核球細胞浸潤を認めた．また病変の時相は均一でS^3では肺胞の既存構造は保たれ，蜂巣肺は認めなかったが，S^9では広範囲に蜂巣肺が形成されていた．気腔内には一部茶褐色のマクロファージや器質化滲出物を認め，軽度の細胞浸潤と細気管支周囲の線維化を伴っていた．

● HPS合併間質性肺炎の診断の根拠：身体所見で毛髪や皮膚の色素異常，水平性眼振，出血傾向を疑わせる四肢出血斑を認め，家族歴で兄の出血傾向と白皮症，併存症として間質性肺炎の存在から，Hermansky-Pudlak症候群を疑った．診断確定のために行った電子顕微鏡検査で血小板濃染顆粒の欠損と遺伝子検査でHPS-1遺伝子のIVS5＋5G＞A変異が判明し，Hermansky-Pudlak症候群と診断した．

● 臨床経過：Hermansky-Pudlak症候群合併間質性肺炎の治療に関して，プレドニゾロン40 mg/dayとシクロスポリンA 100 mg/dayを開始した．しかし，その後も徐々にVC低下と肺野陰影の悪化を認めた．治療開始から3年後に上記治療に加え，抗線維化薬ピルフェニドンを追加した．食欲不振の副作用が出現したため，維持量を1,200 mg/dayとした．ピルフェニドン導入後から数ヵ月間は呼吸器症状の安定化と血清KL-6値の低下を認めたが，間質性肺炎の進行を抑えることはできず，VC低下と陰影の悪化はさらに進んだ．呼吸不全の進行に対して在宅酸素療法の導入を行ったが，治療開始から54ヵ月後に間質性肺炎の急性増悪により永眠された．

● 考察

本症例は症例①の遺伝子変異が一致する（HPS-1遺伝子のIVS5＋5G＞A変異）．難治性慢性進行性でありながら5年近い治療期間が保たれ，胸部CTの画像陰影も近似しているようで興味深い．詳細は文献1参照．

■ 文献

1) Furuhashi K, Enomoto N, Fujisawa T, et al. Hermansky-Pudlak syndrome with nonspecific interstitial pneumonia. Intern Med 2014; **53**: 449-453

症例⑥
HPS-4 遺伝子変異が確認されて 3 年近い治療歴のある急性増悪症例

- **症　例**：58 歳，男性．
- **主　訴**：呼吸困難増悪．
- **既往歴**：生来，白皮症・弱視・光線過敏症を認めていたが，精査加療歴はない．その他の特記既往なし．
- **家族歴**：両親が従妹婚，父が肺疾患（不詳）で死亡の家族歴があるが，同胞に白皮症はいない．
- **現病歴・身体所見**：1 ヵ月前からの呼吸困難増悪を主訴に，当院初診．診察上，両側下肺野優位の fine crackles，安静時 SpO_2 95％維持に経鼻酸素 3 L を要する I 型呼吸不全を認めた[1]．
- **検査所見**

間質性肺炎の血清マーカーは KL-6 1,550 U/mL，SP-D 168 ng/mL といずれも高値．

動脈血血液ガス分析（室内気）は PaO_2 40.8 Torr，$PaCO_2$ 35.6 Torr と明らかな低酸素血症．

肺機能検査所見は VC 2.28 L（62％），FEV_1 2.06 L，FEV_1％（G）93.7％と拘束性障害を示し DLco は測定不可だった．

胸部 CT にて，下葉優位の両側すりガラス影を認めた（図 1）．

- **HPS の診断の根拠**：追検査にて，血小板二次凝集異常，骨髄マクロファージのセロイド様顆粒の所見のほか，遺伝子検索の結果，HPS-4 遺伝子（c.1858C>T（p.Q620X））のホモ接合を認め，Hermansky-Pudluk 症候群 4 型の診断に至った．
- **臨床経過**：間質性肺炎急性増悪の診断のもと，ステロイドパルス施行後，退院時に在宅酸素導入（1～2 L/min）こそ要したが，すりガラス影は次第に軽快を認めた（図 2）．退院後，ステロイドは漸減し，ピルフェニドンを開始した．以降，約 2 年間は急性増悪なく経過したが，線維化や牽引性気管支拡張，左下葉浸潤影は徐々に進行した（図 3）．診断より 2 年 9 ヵ月後，感冒症状を契機に呼吸不全増悪（安静時酸素 5 L/min）を呈し，両側すりガラス影増悪を認めた（図 4）．急性増悪と診断し，ステロイドパルスとアジスロマイシンを投与した．治療後，呼吸不全の急速進行は回避し得て，在宅酸素量を

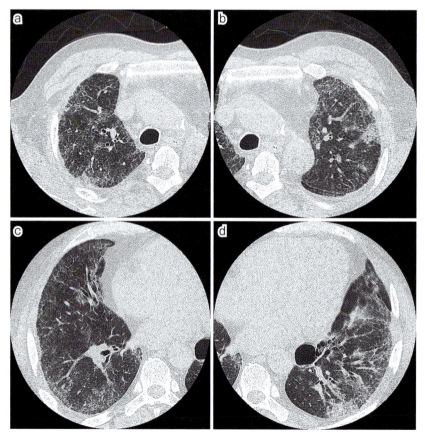

図 1　胸部 CT

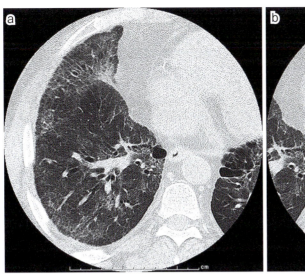
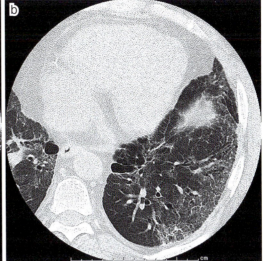

図2　胸部CT（退院時）

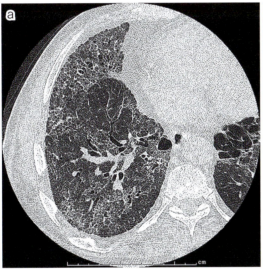
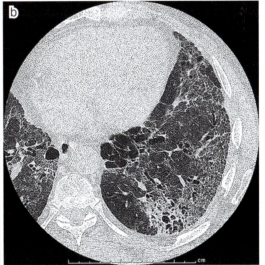

図3　胸部CT（退院後2年）

5L/minへ増量および定期ステロイド内服（プレドニゾロン30mg/day）導入し，退院となった．以降，診断より3年時（図5a），3年3ヵ月時（図5b）と，急性増悪を示唆する呼吸状態悪化を認めた．上記同様の対応にて，酸素維持量の増量こそ要したが，不良転帰を回避する経過を経験した．このころ，左下葉浸潤影が明瞭となり，喀痰細胞診より左下葉肺腺癌と診断した．診断から3年7ヵ月，原疾患進行により永眠された．

● 考察

HPS-4の遺伝子変異が示された症例であるが，他の症例同様難治性慢性進行で急性増悪をきたしている．喫煙歴はないが，症例④同様肺腺癌の合併がみられたことも興味深い．詳細は文献1参照．

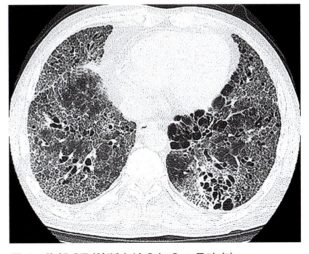

図4　胸部CT（診断より2年9ヵ月時点）

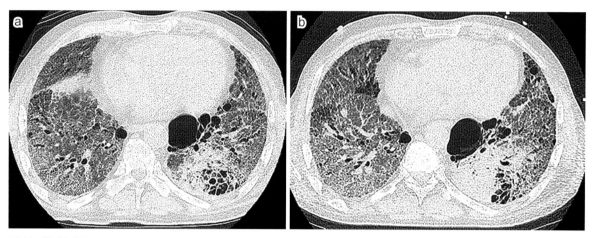

図5 胸部CT
　a：診断より3年時点.
　b：診断より3年3ヵ月時点.

■文献
1) Sakata Y, Kawamura K, Ichikado K, et al. Hermansky-Pudlak syndrome type 4 with interstitial pneumonia. Respir Med Case Rep 2013; **9**: 38-41

索 引

欧文

air leakage syndrome 22

black pleural line 4
bronchiolitis obliterans(BO) 18
bronchiolitis obliterans organizing pneumonia(BOOP) 23
bronchiolitis obliterans syndrome(BOS) 19

cellular destructive bronchiolitis(CDB) 21, 23
constricitve bronchiolitis 21, 23, 25, 36, 40, 43, 46, 48, 52, 55, 58, 63, 65, 70
cryptogenic organizing pneumonia(COP) 23

diffuse panbronchiolitis(DPB) 21

endobronchiolitis obliterans 23

graft versus host disease(GVHD) 19, 25, 29

Hermansky-Pudlak 症候群(Hermansky-Pudlak syndrome：HPS) 72
HPS 遺伝子 72

mosaic appearance 21
mTOR 阻害薬 19

N-アセチルシステイン薬(NAC) 19
noninvasive positve pressure ventilation(NPPV) 19

pulmonary alveolar microlithiasis(PAM) 2

Sauropus androgynus 63
Sjögren 症候群 47, 50
SLC34A2 4
Stevens-Johnson 症候群 59

tracheal intermittent positive pressure ventilation(TIPPV) 19

和文

あ行

アザチオプリン 19
アジスロマイシン 19
アマメシバ 62, 65, 68
移植片対宿主病 19, 25, 29
疫学(HPS) 75
疫学(肺胞微石症) 2

か行

画像所見(閉塞性細気管支炎) 21
カルシニューリン阻害薬 19
間質性肺炎 80
関節リウマチ 35, 38, 41, 44
眼皮膚白皮症 77
急性リンパ球性白血病 29
抗胸腺細胞グロブリン療法 19
抗菌薬内服 59
呼吸不全 12

さ行

シクロスポリン 19
常染色体劣性遺伝疾患 10
少量マクロライド療法 19
シロリムス 19
診断基準(HPS) 77
診断基準(肺胞微石症) 8
ステロイド 19
前駆Bリンパ芽球性白血病/リンパ腫 25

た行

転移性肺石灰化症 4
特発性器質化肺炎 23

な行

Ⅱb型ナトリウム依存性リン運搬蛋白質 2, 4
ニンテダニブ 82

は行

肺胞微石症 2
肺胞マクロファージの活性化 73
非侵襲的酸素療法 19
びまん性汎細気管支炎 21

索引

病理所見（閉塞性細気管支炎） 23
ピルフェニドン 82
ブデソニド/ホルモテロール 19
閉塞性細気管支炎 18
閉塞性細気管支炎症候群 19
扁平苔癬 53

ま行
マクロファージ 85

モザイク様所見 21

ら行
臨床像（肺胞微石症） 4
臨床像（閉塞性細気管支炎） 18
リンパ腫 56
ロイコトリエン受容体拮抗薬 19

難治性びまん性肺疾患 診療の手引き

2017年10月10日　発行	監修者　日本呼吸器学会 発行者　小立鉦彦 発行所　株式会社 南江堂 〒113-8410 東京都文京区本郷三丁目42番6号 ☎(出版)03-3811-7236 (営業)03-3811-7239 ホームページ http://www.nankodo.co.jp/ 印刷・製本　真興社

Intractable Diffuse Pulmonary Diseases: Manual for the Diagnosis and Treatment
© The Japanese Respiratory Society, 2017

定価は表紙に表示してあります．
落丁・乱丁の場合はお取替えいたします．
ご意見・お問い合わせはホームページまでお寄せください．

Printed and Bound in Japan
ISBN978-4-524-25118-6

本書の無断複写を禁じます．

JCOPY〈(社)出版者著作権管理機構 委託出版物〉
本書の無断複写は，著作権法上での例外を除き禁じられています．複写される場合は，そのつど事前に，(社)出版者著作権管理機構 (電話 03-3513-6969，FAX 03-3513-6979，e-mail: info@jcopy.or.jp) の許諾を得てください．

本書をスキャン，デジタルデータ化するなどの複製を無許諾で行う行為は，著作権法上での限られた例外(「私的使用のための複製」など)を除き禁じられています．大学，病院，企業などにおいて，内部的に業務上使用する目的で上記の行為を行うことは私的使用には該当せず違法です．また私的使用のためであっても，代行業者等の第三者に依頼して上記の行為を行うことは違法です．